边学边用

神农本草经

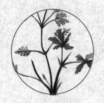
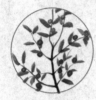
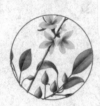

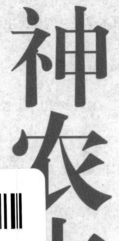
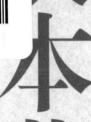
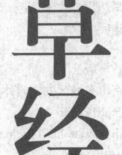

刘建民◎主编

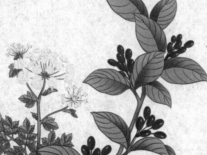

华龄出版社
HUALING PRESS

责任编辑：梅　剑
责任印制：李未圻

图书在版编目（CIP）数据

边学边用神农本草经 / 刘建民主编 . -- 北京:华
龄出版社,2021.4
ISBN 978-7-5169-1889-0

Ⅰ.①边… Ⅱ.①刘… Ⅲ.①《神农本草经》－研究
Ⅳ.① R281.2

中国版本图书馆 CIP 数据核字(2021)第 007389 号

书　　　名：边学边用神农本草经
作　　　者：刘建民　主编

出版发行：华龄出版社
地　　　址：北京市东城区安定门外大街甲 57 号　邮　　编：100011
电　　　话：010-58122255　　　　　　　　传　　真：010-84049572
网　　　址：http://www.hualingpress.com

印　　　刷：天津泰宇印务有限公司
版　　　次：2022 年 3 月第 1 版　　2022 年 3 月第 1 次印刷
开　　　本：710mm×1000mm　1/16　　　　　　印　　张：20
字　　　数：338 千字
定　　　价：58.00 元

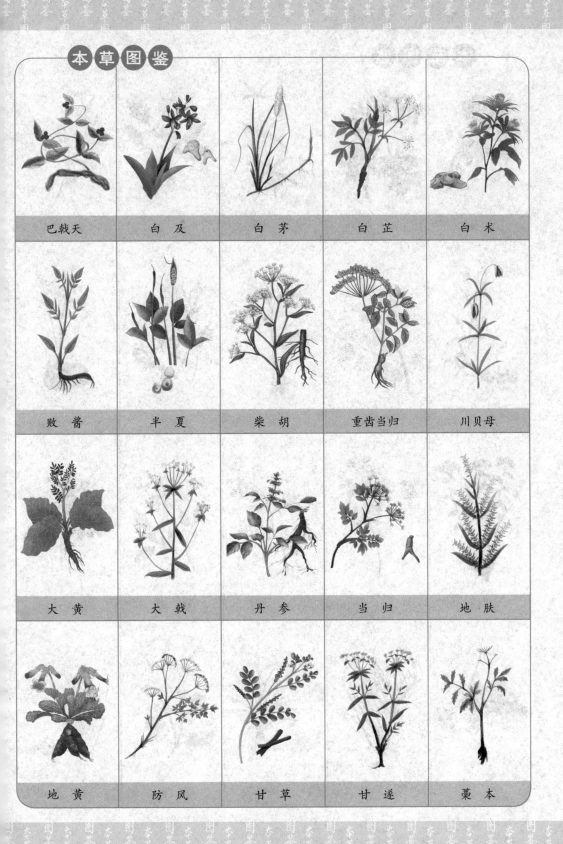

巴戟天	白及	白茅	白芷	白术
败酱	半夏	柴胡	重齿当归	川贝母
大黄	大戟	丹参	当归	地肤
地黄	防风	甘草	甘遂	藁本

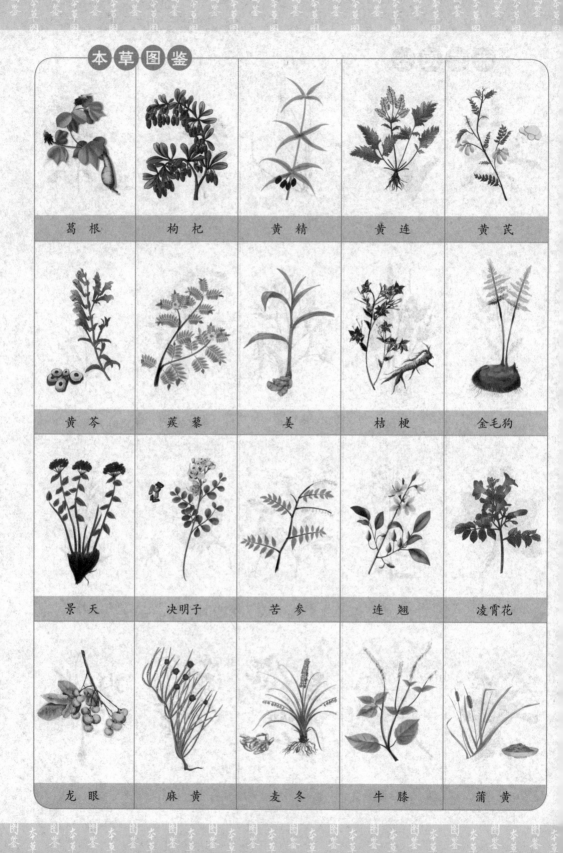

葛 根	枸 杞	黄 精	黄 连	黄 芪
黄 芩	蒺 藜	姜	桔 梗	金毛狗
景 天	决明子	苦 参	连 翘	凌霄花
龙 眼	麻 黄	麦 冬	牛 膝	蒲 黄

本草图鉴

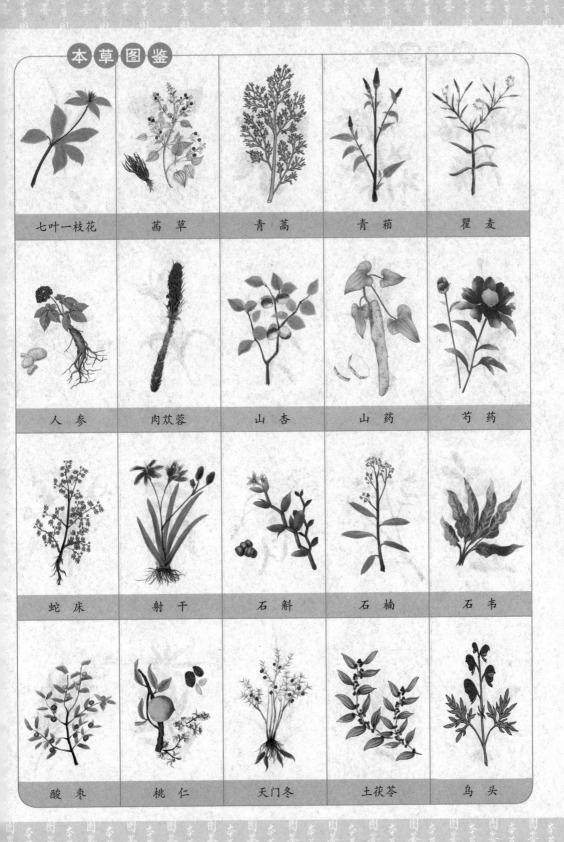

本草图鉴				
七叶一枝花	茜草	青蒿	青葙	瞿麦
人参	肉苁蓉	山杏	山药	芍药
蛇床	射干	石斛	石楠	石韦
酸枣	桃仁	天门冬	土茯苓	乌头

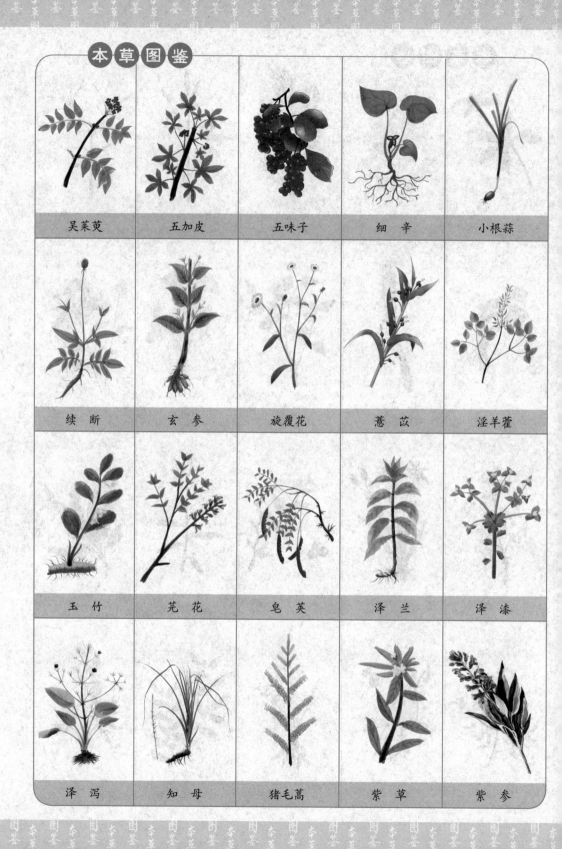

本草图鉴

吴茱萸	五加皮	五味子	细辛	小根蒜
续断	玄参	旋覆花	薏苡	淫羊藿
玉竹	芫花	皂荚	泽兰	泽漆
泽泻	知母	猪毛蒿	紫草	紫参

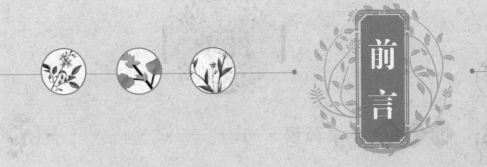

前言

我国著名的药学专著《神农本草经》又名《神农本草》，简称《本草经》或《本经》。该书成书年代自古就有不同考论，无法确定，但医学史界比较公认的说法是，它成书于东汉，并非出自一时一人之手，而是秦汉时期众多医学家搜集、整理、总结当时药物学经验成果的专著。

《神农本草经》共分四卷，在第一卷中提出了药物按照药效和性质进行分类的方法，将其分为上、中、下三品，共包含植物药 252 种，动物药 67 种，矿物药 46 种。和《黄帝内经》中提出的君臣佐使的组方原则类似，《神农本草经》也将药物以朝中的君臣地位为喻，来表明其主次关系和配伍法则，大部分药物学理论和配伍规则，至今仍是中医药学的重要理论支柱。对于现代的中医临床，《神农本草经》的论述仍然具有权威性。

为了使这部药学圣典适合现代人阅读，《边学边用神农本草经》对原著《神农本草经》进行了一系列的编辑创新。文字以清代顾观光的《神农本草经》辑本为底本，结合目前流传的多种版本进行译文，并根据史学考证和现代医学研究，本着实用的原则对其做出现代释名，保留了一些临床常用药材，舍弃了一些不常用的药材，并从《千金方》《金匮要略》《本草纲目》等多部医书中摘取药方进行补充，以言简意赅、图文并茂的形式展现在读者面前。需要注意的是，书中所列药名由于年代久远，各地品种繁杂，有同药异名或异名同药和药名不一的现象，使用时请核对。另外，使用本书所举方药时一定要因人而异，临床仍须辨证论治，务必遵医嘱应用。最后，希望本书能对《神农本草经》的进一步研究和传播起到一定作用。

鉴于编者学识浅薄，时间仓促，不足或错谬之处，希望广大读者提出批评意见，以便再版时加以改正。

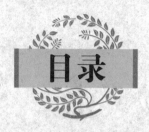

目录

 第一卷 本草药理 ●————————●

 第二卷 上品药材 ●————————●

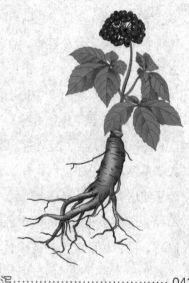

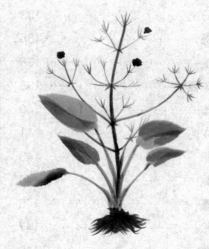

第三卷 中品药材

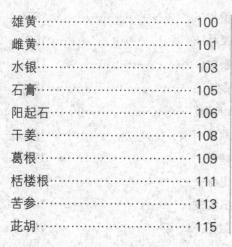

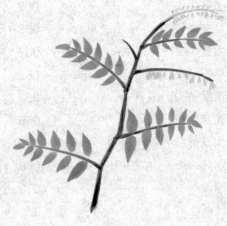

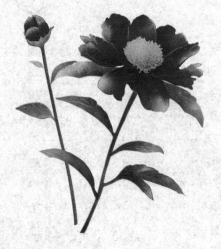

边学边用神农本草经

第四卷 下品药材

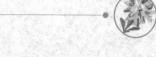

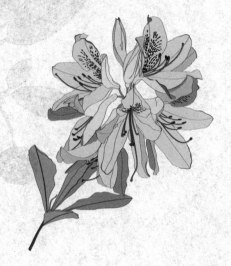

目录

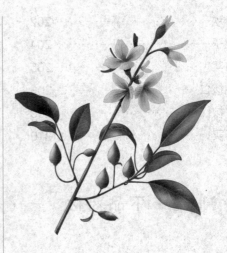

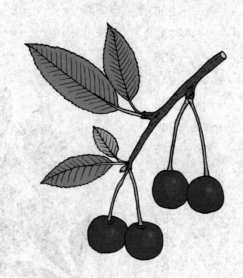

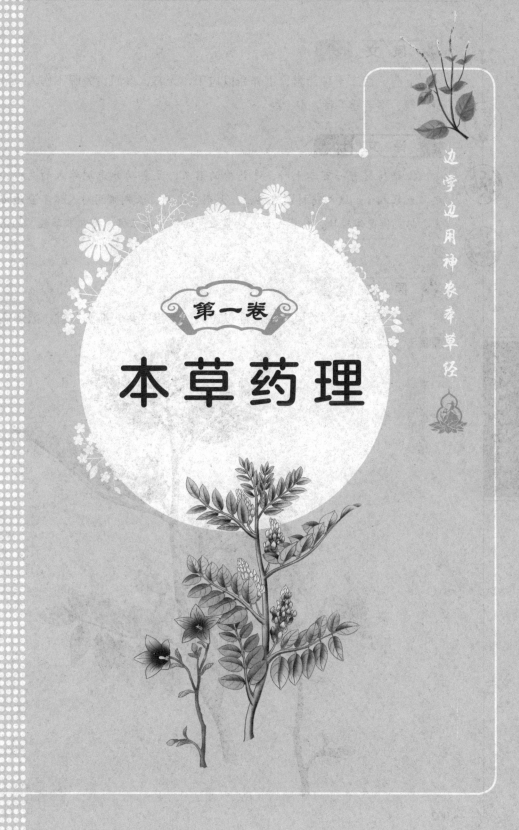

边学边用神农本草经

第一卷

本草药理

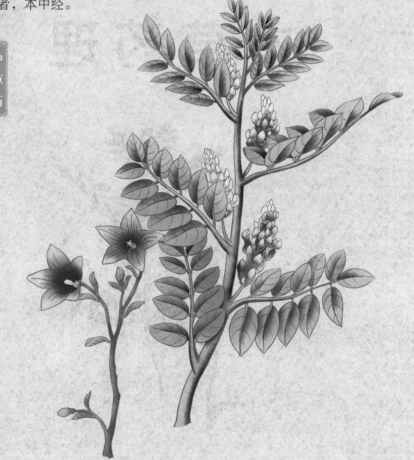

原　文 ....

　　上药一百二十种为君，主养命以应天，无毒，多服、久服不伤人，欲轻身益气、不老延年者，本上经。

译　文 ....

　　上等药材有一百二十种，是药中的君王，主要功效是调养人的生命，使之与天象相合。这些药材没有毒性，大剂量服用、长期服用对人体不会造成伤害。想要使身体轻捷、补养气血、延年益寿的人，要依据《神农本草经》的上经部分。

原　文 ....

　　中药一百二十种为臣，主养性以应人，无毒有毒，斟酌其宜，欲遏病补虚羸者，本中经。

中草药

译 文

中等药材有一百二十种，相当于药材当中的臣子，主要作用是调养人的性情，使之与人体自身相合。这些药材有的没有毒性，有的具有毒性，使用时应斟酌它们各自的药性。想要消除疾病、调养虚损羸弱身体的人，就要依据《神农本草经》的中经部分。

原 文

下药一百二十五种为佐使，主治病以应地。多毒，不可久服，欲除寒热邪气，破积聚，愈疾者，本下经。

译 文

下等药材有一百二十五种，它们是药材中具有辅助作用的药物，主要功效是治疗疾病，以与地气相合；这些药材大多数具有毒性，不能长期服用。想要祛除寒热邪气、破除体内积聚之物、治愈疾病的人，要依据《神农本草经》的下经部分。

原 文

三品合三百六十五种，法三百六十五度。一度应一日，以成一岁，倍其数，合七百三十名也。

译 文

这三种品类的药材加起来共有三百六十五种，以一年三百六十五天日月星辰的运行为依据。每运行一度都与一天相对，从而构成一年，其倍数相加，合起来就是七百三十种。

原 文

药有药物一百二种作君药，有君臣佐使，以相宣摄合和，宜用一君、二臣、三佐、五使，又可一君三臣九佐使也。

译 文

药材中有君王（一百二十种）、臣下和佐使，就要仿照君王下诏书那样使各种药物相互配合，下诏书的为君药，辅佐君王的为臣药，配合臣药的为佐药，起协调作用的为使药。下药的时候应该是一味君药、两味臣药、三味佐药、五味使药，或者是一味君药、三味臣药、九味佐使药。

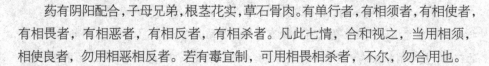

药有阴阳配合,子母兄弟,根茎花实,草石骨肉。有单行者,有相须者,有相使者,有相畏者,有相恶者,有相反者,有相杀者。凡此七情,合和视之,当用相须,相使良者,勿用相恶相反者。若有毒宜制,可用相畏相杀者,不尔,勿合用也。

译 文

药物具有阴阳配合的属性,它们具有类似母子兄弟那样的关系,如根与茎、花与实、草与石、骨与肉。它们有单独使用的,有相互配合的,有相互支使的,有相互畏惧的,有相互厌恶的,有相互对立的,有相互克制的。这七种情形,在配合使用时一定要注意。应当使用相互配合、相互支使、效果比较好的,不要一起使用那些药性相互厌恶、相互对立的。如果药物的毒性需要克制,可以使用药性与之相互畏惧、相互克制的药材;不然,就不要合用。

原 文

药有酸、咸、甘、苦、辛五味,又有寒、热、温、凉四气及有毒无毒,阴干暴干,采造时月生熟,土地所出,真伪陈新,并各有法。

译 文

药材具有酸、咸、甘、苦、辛五种药味,又具有寒、热、温、凉四种药性,并且有有毒的和无毒的,分为阴干和晒干。根据采摘制造的时间,采摘时是否成熟,出产的地域环境,真伪的鉴别、陈旧还是新鲜,各种药材都有各自不同的制作方法。

原 文

药性有宜丸者,宜散者,宜水煮者,宜酒渍者,宜膏煎者,亦有一物兼宜者,亦有不可入汤酒者,并随药性不得违越。

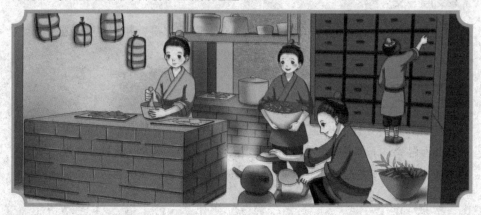

译 文 ...

药材的性质有的适合制成丸状，有的适合制成散剂，有的适合用水来煎煮，有的适合用酒来浸泡，有的适合煎制成膏剂，也有的各种方式都适用，还有不能用水煮酒泡的，都要根据它们的药性不能违背。

原 文 ...

欲疗病，先察其源，先候病机，五脏未虚，六腑未竭，血脉未乱，精神未散，服药必活；若病已成，可得半愈；病势已过，命将难全。

译 文 ...

想要治病，就要先检查出病源，先判断病症的关键之处。如果人体的五脏没有虚损，六腑没有衰竭，血脉没有散乱，精神没有涣散，服用药物之后必定能够存活；如果重病已经形成，可能有一半治愈的希望；如果病情到了晚期，生命就难以保全了。

原 文 ...

若用毒药疗病，先起如黍粟，病去即止，若不去倍之，不去十之，取去为度。

译 文 ...

如果使用有毒的药材对疾病进行治疗，就要在开始时只用粟米大小的剂量，病愈后马上停止使用；如果不见好转，就将用量加倍；如果还是没有治愈，就将剂量增加至十倍，以能祛除病痛为依据。

原 文 ...

疗寒以热药，疗热以寒药；饮食不消以吐下药；鬼疰、蛊毒以毒药；痈肿疮瘤以疮药；风湿以风湿药。各随其所宜。

译 文 ...

治疗寒证要使用药性温热的药材，治疗热证则使用药性寒凉的药材；饮食如果不消化就使用催吐、下泻的药材；鬼疰、蛊毒等症就要使用有毒性的药来治疗；痈肿、疮瘤等症则使用治疮的药材治疗；风湿就使用祛除风湿的药材。根据病症的不同来对症下药。

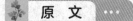
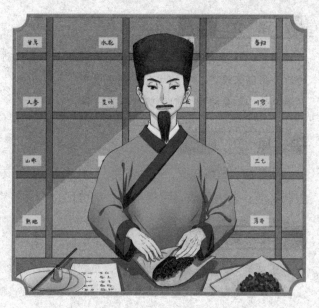

病在胸膈以上者，先食后服药；病在心腹以下者，先服药而后食；病在四肢、血脉者，宜空腹而在旦；病在骨髓者，宜饱满而在夜。

译 文

疾病的部位如果在胸膈以上，就要先进食后吃药；疾病的部位如果在心腹以下，就要先吃药后进食；疾病如果在四肢和血脉上，吃药的时间应该在早晨空腹时；疾病如果在骨髓之中，用药的时间应在夜里吃饱之后。

原 文

夫大病之主，有中风，伤寒，寒热，温疟，中恶，霍乱，大腹水肿，肠澼，下痢，大小便不通，贲豚，上气，咳逆，呕吐，黄疸，消渴，留饮，癖食，坚积症瘕，惊邪，癫痫，鬼疰，喉痹，齿痛，耳聋，目盲，金疮，踒折，痈肿，恶疮，痔瘘，瘿瘤，男子五劳七伤、虚乏羸瘦，女子带下、崩中、血闭、阴蚀、虫蛇蛊毒所伤。此大略宗兆，其间变动枝叶，各宜依端绪以取之。

译 文

人体较严重的疾病主要有中风，伤寒，寒热，温疟，中恶，霍乱，大腹水肿，肠澼，下痢，大小便不通，贲豚，上气，咳逆，呕吐，黄疸，消渴，留饮，癖食，坚积症瘕，惊邪，癫痫，鬼疰，喉痹，齿痛，耳聋，目盲，金疮，踒折，痈肿，恶疮，痔瘘，瘿瘤；男子五劳七伤、虚损瘦弱，女子有赤白带下、崩中、血闭、阴蚀症，还有被虫蛇蛊毒所伤的疾病。这些大概是主要的病症，其中会有枝节的变化，应该根据这个头绪来寻找相应的药材和治疗方法。

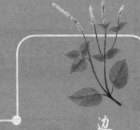

边学边用神农本草经

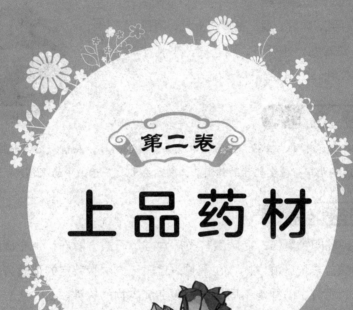

第二卷

上品药材

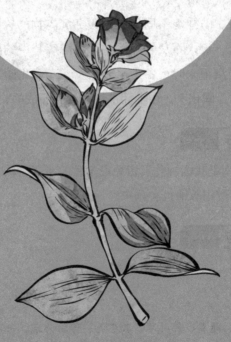

石钟乳

别名 虚中、钟乳、公乳、留公乳、芦石

原文

石钟乳，味甘，温。主咳逆上气；明目，益精，安五脏；通百节，利九窍；下乳汁。一名留公乳。生山谷。

石钟乳

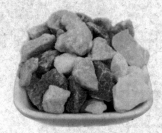

译文

石钟乳，味甘，性温。主治咳嗽气喘；具有明目，益精，充实五脏；舒通周身关节，通畅九窍；催生乳汁的作用。又叫留公乳。产于山中的深谷处。

品名释义

石钟乳即钟乳石，为碳酸盐类矿物方解石族方解石，主含碳酸钙。钟乳石是碳酸盐岩地区洞穴内，在漫长的地质历史中和特定的地质条件下形成的石钟乳、石笋、石柱等不同形态碳酸钙沉淀物的总称。在石灰岩里面，含有二氧化碳的水，渗入石灰岩隙缝中，会溶解其中的碳酸钙。溶解了碳酸钙的水，从洞顶上滴下来时，由于水分蒸发、二氧化碳逸出，使被溶解的钙质又变成固体（称为固化）。由上而下逐渐增长而成的，称为钟乳石。

生境分布

广西、云南是我国钟乳石资源最丰富的省区，除此之外，山西、湖北、湖南、广东、四川、贵州等地也有分布。

对症下药

一切劳嗽

用石钟乳、雄黄、佛耳草、款冬花，等份为末。每用一钱，细烧成烟，以筒吸烟入喉。一天两次。

急喘不停

用钟乳粉五钱、蜡三两，和匀，蒸在饭甑里。蒸熟取出，合成丸子，如梧子大。每服一九，温开水送下。

冷泻水止

用钟乳粉一两、肉豆蔻（煨过）半两，共研为末，加枣肉（煮肉）做成丸子，如梧子大。每服七十九，空心服，米汤送下。

乳汁不通

用钟乳粉、通草，等份为末，每服一茶匙，米汤送下。一天服三次。

矾石

别名 涅石、羽涅、羽泽

🌿 原文

矾石，味酸，寒。主寒热泄痢，白沃，阴蚀，恶疮，目痛；坚骨齿，炼饵服之，轻身不老增年。一名羽涅。生山谷。

译文

矾石，味酸，性寒。主治寒热泄泻痢疾，妇女白带，阴蚀疮，恶疮，眼睛痛；能够坚骨强齿。炼作丸饵服用，可使人身体轻巧、延缓衰老、延年益寿。又称为羽涅。产于山中的深谷处。

品名释义

矾石又称白矾、明矾。学名为十二水合硫酸铝钾，是含有结晶水的硫酸钾和硫酸铝的复盐。无色立方，单斜或六方晶体，有玻璃光泽，溶于水，不溶于乙醇。明矾性味酸涩，寒，有毒，故有抗菌、收敛等作用，可用作中药。

明矾还可用于制备铝盐、发酵粉、油漆、鞣料、澄清剂、媒染剂、纸、防水剂、净水剂、膨松剂等。

生境分布

明矾可由明矾石经煅烧、萃取、结晶而制得。我国主要的明矾产地位于安徽和浙江两省，分别是安徽庐江县矾矿和浙江苍南县矾山镇矾矿。

对症下药

症状一

痰中风

用白矾一两、牙皂角五钱，共研细。每服一钱，温开水送下。

症状二

胸胃积痰

用矾石一两，入水二升中煮成一升，加蜜半合。频频取饮，不久即大吐积痰。如不吐，可喝一点儿开水引吐。

矾石

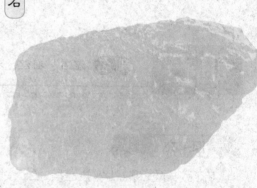

症状三

风痰病

用生白矾一两、细茶五钱，共研为末。和蜜成丸，如梧子大。小儿一岁吃十丸，大人可吃五十丸。久服，痰自大便排出，病根可断。此方名"化痰丸"。

症状四

齿龈出血不止

用白矾一两，加在水三升中煮成一升，含漱。

症状五

小儿鹅口疮

用枯矾（煅过的白矾）一钱、丹砂二分，共研为末，每次以少许敷患处。一天三次，有效。

黄肿、水肿

用白矾二两、青矾一两、白面粉半斤，同炒红；另用醋煮米粉成糊，和药为丸。每服三十丸，枣汤送下。此方名"推车丸"。

消石

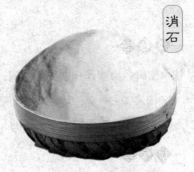

消
石

原 文

消石，味苦，寒。主五脏积热，胃胀闭，涤去蓄结饮食，推陈致新，除邪气。炼之如膏，久服轻身。一名芒硝。生山谷。

译 文

消石，味苦，性寒。主治五脏内积热，胃部胀满闭结不通；有清除久蓄的积食、促进新陈代谢的作用，能祛除邪气。可炼制成膏剂，长时间服用可使身体轻巧。又叫芒硝。产于山中的深谷处。

品名释义

消石为斜方晶系，主要成分为硝酸钾。因产地及提炼方法的不同，含硝酸钾量可以从半量乃至近于纯粹。普通所见的夹杂物，常为氯化钠、水等，常呈针状或毛发状集合体。颜色为无色、白色或灰色等，条痕为白色。光泽呈玻璃状或绢丝状，微透明。断口呈贝壳状或参差状。

生境分布

消石多产于污秽之地，亦常覆于地面、墙脚或岩石的表面。在石灰岩、盐沼地带及沙漠区域亦多见之，主要产于山东、江苏、湖南、湖北、四川、贵州等地。

对症下药

 症状一

伏暑伤冷，二气交错，中脘痞闷或头痛恶心

消石、硫黄各等份。为末，于银石器内，文武火上炒令鹅黄色，再研细，用糯米和丸，如梧子大。每服四十丸，新汲水下，不拘时候。

 症状二

中暑眩晕，昏不知人，呕吐，泄泻

硫黄、消石各一两，雄黄（通明者）、滑石、白矾各半两，寒食面四两。上为末，滴水为丸，如梧子大。每服五丸至七丸，渐加至二十丸，新汲水下。昏塞不知人，则以水化开灌之。

 症状三

饮食伤脾，心腹作痛，胸膈饱闷，四肢厥冷，伤寒阴证

陈皮（去白）、青皮、大川附（制）、五灵脂各六两，消石、硫黄各三两。为末，蒸饼丸梧子大。每服五十丸，白汤下。

症状四

心腹痛及腰腹诸痛

焰消（消石）、雄黄各一钱。研细末。每点少许入眦内。

朴消 **别名** 朴硝石、消石朴、盐消、皮消、水消

 边学边用神农本草经

原文

朴消，味苦，寒。主百病，除寒热邪气，逐六府积聚，结固，留癖，能化七十二种石。炼饵服之，轻身神仙。生山谷。

译文

朴消，味苦，性寒。可以治疗多种疾病，能够祛除身体的冷热邪气，以及胆、胃、大肠、小肠、膀胱、三焦等六腑的淤积之物，能够驱散各种肿瘤结石。炼制成丸饵服用，

可以使人身体轻巧如神仙一般。产于山中的深谷处。

 品名释义 ····

朴消就是朴硝，是矿物芒硝经加工而得的粗制结晶。

 生境分布 ····

朴消主要分布于内蒙古、河北、天津、山西、陕西、青海、新疆、山东、江苏、安徽、河南、四川、贵州等地。

 对症下药 ····

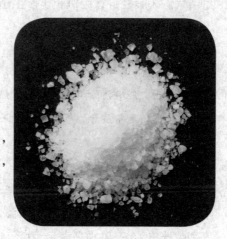
朴消

—— 症 状 一 ——

伤寒食毒，腹胀气急，大小便不通

朴消、大黄（锉，炒）、芍药各一两，当归（切，焙）、木香各半两。上五味粗捣筛，每服五钱匕，水一盏半，生姜三片，煎至八分，去滓，空心温服。

—— 症 状 二 ——

暴症腹中有物如石，痛如刺，昼夜啼呼

大黄末半斤，朴消三两，蜜一斤。合于汤上煎，可丸如梧子。服十丸，日三服之。

—— 症 状 三 ——

胃热呕吐，手足心皆热者

朴消、栀子（炒黑）各等份。为末，滚水服一二匙。

—— 症 状 四 ——

妇人夙有积血，月水来时，腹中疼痛

朴消、当归（锉，微炒）、薏苡仁、川大黄（锉，微炒）各二两，代赭、牛膝（去苗）、桃仁（汤浸，去皮、尖，麸炒微黄）各一两。上药捣罗为末，炼蜜和捣二三百杵，丸如梧桐子大。每于食前，以温酒下十九。

—— 症 状 五 ——

热毒结成痔疾，肿胀热霜，坐卧不安

荆芥、薄荷、朴消各一两，白矾二两。上件细切。每用一两，水五升，煎数沸，熏患处，通手淋洗。

滑石

 别名 画石、液石、脱石、冷石

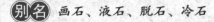

原文

滑石，味甘，寒。主身热泄澼；女子乳难；癃闭，利小便；荡胃中积聚寒热；益精气。久服轻身，耐饥长年。生山谷。

译 文

滑石，味甘，性寒。主治身体发热、腹泻，女子生子困难；对于小便闭塞，具有通利作用，能够清除胃内积聚的寒热，能使精气外溢。长期服用会使身体轻巧，减少饥饿感，延年益寿。产于山中的深谷处。

滑石

品名释义

滑石是一种常见的硅酸盐矿物，主要含水硅酸镁。滑石非常软并且具有滑腻的手感。人们曾选出 10 个矿物来表示 10 个硬度级别，称为莫氏硬度，在这 10 个级别中，第一个就是滑石。柔软的滑石可以代替粉笔画出白色的痕迹。滑石一般呈块状、叶片状、纤维状或放射状，颜色为白色、灰白色，并且会因含有其他杂质而带各种颜色。滑石的用途很多，如造纸，作耐火材料、橡胶的填料、绝缘材料、润滑剂、农药吸收剂、皮革涂料、化妆材料及雕刻用料等。滑石是已知最软的矿物，其莫氏硬度标为 1。用指甲就可以在滑石上留下划痕。

生境分布

滑石主要分布于辽宁、河南、山西、陕西、山东、江苏、江西、浙江等地。

对症下药

──症状一──

烦热多渴

用滑石二两，捣碎，加水三大碗，共煎成三碗。支渣留水，和米煮粥吃。

边学边用神农本草经

女劳黄疸

用滑石、石膏，等份为末，大麦汁送下。一日三次。小便大利即愈，腹满者难治。

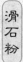滑石粉

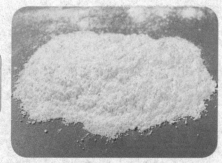

伏暑吐泄

用好滑石（烧过）四两、藿香一钱、丁香一钱，共研为末。每服二钱，米汤送下。

伤寒证，流鼻血

用滑石粉和米饭，捏成丸子，如梧子大。每服十九，在口中稍稍嚼破，清水送下，血立止。如血色紫黑，不可止血，还要服温性之药。等到有鲜血流出，便急服本药去止住。

风毒热疮

先用虎杖、豌豆、甘草各等份，煎水洗浴，然后用滑石粉扑敷在身上。

小便不通

用滑石粉一升，加车前汁，调匀，涂肚脐的周围，干了就换。冬天没有车前汁，可用水代替。

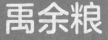 禹余粮 别名 太一余粮、石脑

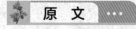 原 文

禹余粮，味甘，寒。主咳逆，寒热，烦满，下赤白，血闭症瘕，大热。炼饵服之，不饥，轻身延年。生池泽及山岛中。

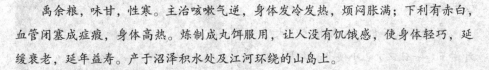

译 文

禹余粮，味甘，性寒。主治咳嗽气逆，身体发冷发热，烦闷胀满；下利有赤白，血管闭塞成症瘕，身体高热。炼制成丸饵服用，让人没有饥饿感，使身体轻巧，延缓衰老，延年益寿。产于沼泽积水处及江河环绕的山岛上。

品名释义

禹余粮为氧化物类矿物褐铁矿的一种矿石，包括禹余粮、禹粮石、余粮、煅禹余粮等，处方中写的禹余粮、禹粮石指生禹余粮，为原药除去杂质和泥土后打碎入药者。煅禹余粮为净禹余粮在无烟火上煅红，趁热置醋中淬酥，捞出晒干入药者，收涩止血功效更强。

生境分布

禹余粮产于沼泽等积水之地以及被水流环绕的高山与岛屿之上。在全国分布广泛，河南、江苏、浙江、四川等地均有。

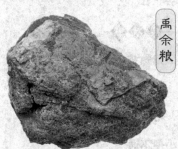

禹余粮

对症下药

伤寒服汤药，下利不止，心下痞硬

服泻心汤已，复以他药下之，利不止。医以理中与之，利益甚。理中者，理中焦，此利在下焦：赤石脂一斤（碎），禹余粮一斤（碎）。上二味，以水六升，煮取二升，去滓，分温三服。

冷劳，大肠转泄不止

禹余粮四两（火烧令赤，于米醋内淬，如此七遍后，捣研如面），乌头一两（冷水浸一宿，去皮、脐，焙干，捣罗为末）。上药相和，用醋煮面和为丸，如绿豆大。每服食前，以温水下五丸。

女人漏下，身体羸瘦

牡蛎、伏龙肝、赤石脂、白龙骨、桂心、乌贼骨、禹余粮各等份。上七味，治下筛。

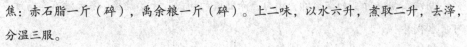

边学边用神农本草经

空心酒服方寸匕，日二。白多者加牡蛎、龙骨、乌贼骨，赤多者加赤石脂、禹余粮，黄多者加伏龙肝、桂心，随病加之。

妇人带下

白下，禹余粮一两，干姜等份；赤下，禹余粮一两，干姜半两。上禹余粮用醋淬，捣研细为末。空心温酒调下二钱匕。

肠气痛，妇人少腹痛

禹余粮为末，每米饮服二钱，日二服。

紫石英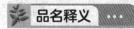

别名 萤石、氟石

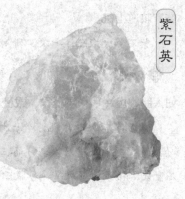

紫石英

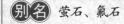

紫石英，味甘，温。主心腹咳逆邪气；补不足，女子风寒在子宫，绝孕十年无子。久服温中，轻身延年。生山谷。

紫石英，味甘，性温。主治胸腹中有咳逆郁气，能补虚养生，对女子长期宫寒不孕有奇效。长期服用能够使五脏温煦，身体轻巧，增长寿命。产于山中的深谷处。

品名释义

紫石英为卤化物类矿物萤石的矿石，又名氟石，为不规则的块状。全体呈紫色或浅绿色，色深浅不匀。半透明至透明，玻璃样光泽。表面常有裂纹。质坚体重，不易碎，断面不整齐。气无，味淡。以色紫、质坚者为佳。不溶于水而溶于硫酸，并放出氟化氢，与盐酸和硝酸作用很弱。

生境分布

紫石英主要分布于浙江、江苏、辽宁、黑龙江、河北、湖南、湖北、甘肃等地。

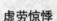
对症下药

—— 症状 一 ——

虚劳惊悸

紫石英五两，打如豆大，水淘一遍，以水一斗，煮取三升，细细服，或煮粥食，水尽可再煮之。

—— 症状 二 ——

怔忡惊悸，魂魄不宁，或心虚不寐，精神烦乱

紫石英一两（火煅醋淬七次，研细末，水飞过），当归、远志、枣仁、川贝母、茯苓、柏子仁各二两，川黄连三钱（俱用盐水拌炒）。研为末，炼蜜丸。每早晨服三钱，临睡服四钱，俱用黑枣汤下。

—— 症状 三 ——

肺寒咳逆上气

紫石英火煅醋淬七次，研细末，水飞过。每早用五分，花椒十粒，泡汤下。

—— 症状 四 ——

妇人胎胞虚冷，久不受孕，或受孕多小产

紫石英二两（火煅醋淬七次，研细末，水飞过），香附（醋炒）、当归、川芎（俱酒炒）、白术（土拌炒）各三两，枸杞子（酒洗，炒）、熟地黄（酒煮，捣膏）。炼蜜丸如梧子大。每早晚各服三钱，好酒送下。

菊花

别名 金英、黄华、秋菊、隐逸花

原文

菊花，味苦，平。主诸风，头眩，肿痛，目欲脱，泪出；皮肤死肌，恶风湿痹。久服利血气，轻身耐老，延年。一名节华。生川泽及田野。

译文

菊花，味苦，性平。主治各种风邪所致的头部眩晕胀痛，目胀肿痛，流泪；肌肤麻木不知痛痒，风湿痹痛、恶风等症。长期服用能调理血气，使身体轻捷，延缓衰老，延年益寿。又叫节华。生长于溪流、水草丛杂处及耕田、荒野。

品名释义

本品为菊科植物菊的干燥头状花序。菊属多年生草本植物。菊科是种子植物最大科，其花卉种类很多，仅次于兰花。菊属有 30 余种，中国原产 17 种，主要有野菊、毛华菊、甘菊、小红菊、紫花野菊、菊花脑等。其中，药用菊花以黄菊和白菊为主。

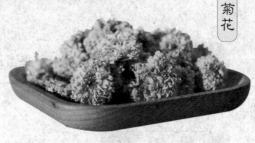

菊花

生境分布

菊花在我国大部分地区都有分布，其中北京、浙江、安徽、河南等地分布最多。

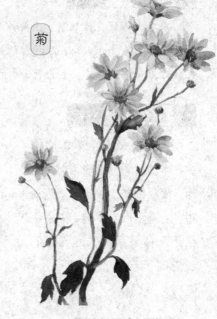

菊

对症下药

风热头痛

用菊花、石膏、川芎各三钱，共研为末。每服一钱半，茶调下。

病后生翳

用白菊花、蝉蜕，等份为末，每用二三钱，加蜜少许，水煎服。

眼目昏花

用甘菊花一斤、红椒（去目）六两，共研为末。加渐地黄汁和丸子，如梧子大。每服五十九，临睡时茶送下。

第二卷 上品药材

症状四

无名肿毒

夏日采苍耳叶，秋日采野菊花，共研为末。每服三钱，酒送下。

人参

别名 地精、老山参、野山参、高丽参

原文

人参，味甘，微寒。主补五脏，安精神、定魂魄、止惊悸，除邪气，明目，开心益智。久服轻身延年。一名人衔，一名鬼盖。生山谷。

译 文

人参，味甘，性微寒。主要作用是补益五脏，安定心神魂魄，止惊悸，并有祛除邪气，明目，开心窍、益神智的作用。长期服用能使身体轻巧，延年益寿。人参又被称为人衔、鬼盖。生长于山中的深谷处。

品名释义

人参是多年生草本植物。主根肉质，呈圆柱形或纺锤形，须根细长。根状茎（芦头）短，上有茎痕（芦碗）和芽苞。浆果状核果呈扁球形或肾形，成熟时颜色鲜红。种子为扁圆形，黄白色。

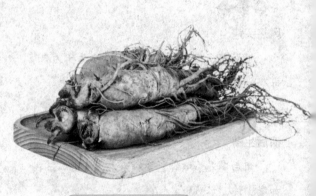

人参（根）外形

生境分布

人参在中国主要分布于辽宁、吉林和黑龙江的部分地区，河北、山西地区有引种。

对症下药

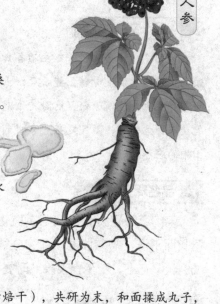 人参

 症状一

阴亏阳绝之症

用人参十两细切，加水二十碗浸透，以桑柴火缓煎成膏。每服一至三碗，持续服至病愈。

 症状二

胸中痞坚，胁下逆气抢心

用人参、白术、干姜、甘草各三两，加水八升，煎至三升。每服一升，一天服三次。

症状三

开胃化痰

用人参二两（焙）、半夏五钱（姜汁浸后焙干），共研为末，和面揉成丸子，如绿豆大。每服三十至五十丸，姜汤送下。饭后服。一天服三次。药中加陈皮五钱亦可。

 症状四

胃虚恶习，或呕吐有痰

用人参一两，加水二碗，煎成一碗，再加竹沥一杯、姜汁三匙，温服。此方最宜老人。

 症状五

妊妇腹痛吐酸，不能饮食

用人参、炮干姜，等份为末。加生地黄汁，做成丸子，如梧子大。每服五十丸，米汤送下。

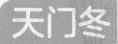 天门冬　**别名** 天冬草、明天冬、丝冬

 原文

天门冬，味苦，平。主诸暴风湿偏痹；强骨髓，杀三虫，去伏尸。久服

轻身益气延年。一名颠勒。生山谷。

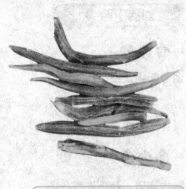

天门冬（块根）外形

译文

天门冬，味苦，性平。主治各种暴感风湿所致的偏痹，能强健骨髓；能杀灭蛔虫、赤虫、蛲虫等寄生虫，能消除伏尸这种传染病。长期服用能使人身体轻巧，益气延年。又叫颠勒。生长于山中的深谷处。

品名释义

天门冬为百合科天门冬属植物天门冬的块根。天门冬是一种攀缘植物。茎长而平滑，常弯曲或扭曲，分枝较多，下部有刺。叶退化为细小的鳞片状或刺状。花小，腋生。浆果熟时变为红色，内含 1 颗种子。

生境分布

天门冬生长于阴湿的山野林边、山坡草丛或丘陵地带灌木丛中，分布于华南、西南、华中及河南、山东等地。

对症下药

症状一

肺痿咳嗽，吐涎，回燥而不渴

用生天门冬捣汁一斗、酒一斗、饴一升、紫菀四合，浓煎成丸子。每服一丸，如杏仁大。一天服三次。

症状二

肺痨风热

用天门冬（去皮、心）煮食，或曝干为末，加蜜做成丸子服下。

症状三

风颠发作

将天门冬（去心、皮）晒干，捣为末。每服

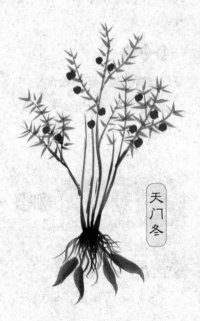

天门冬

一匙，酒送下。一天服三次。宜久服。

小肠偏坠

用天门冬三钱、乌药五钱，水煎服。

痈疽

用天门冬三五两，洗净，捣细，以好酒滤取汁，一次服下。未效，可再次服药，必愈。

甘草

别名 甜草根、红甘草、粉甘草

原文

甘草，味甘，平。主五脏六府寒热邪气；坚筋骨，长肌肉，倍力；金疮尰；解毒。久服轻身延年。生川谷。

译文

甘草，味甘，性平。主治五脏六腑内的寒热邪气；能使筋骨坚实，肌肉增长，气力增加；能消除刀枪所致的疮肿；能解毒。长期服用可使身体轻巧，延年益寿。生长于两山之间有流水的高坡土地上。

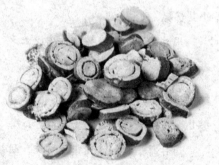

甘草（块根）

品名释义

本品为双子叶植物豆科甘草、胀果甘草，或光果甘草的根及根茎。这三种甘草均为多年生草本，根与根状茎粗状，外皮呈褐色，里面呈淡黄色，带有甜味。茎直立，多分枝。小叶为椭圆形、卵状长圆形、长圆状披针形等，数量因种类不同而有所不同。总状花序腋生，花数量较多。三种甘草的荚果形状有所差异。

第二卷 上品药材

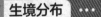
生境分布

　　甘草喜欢日照充足、干燥且昼夜温差大的生态环境，多生长在干燥草原、向阳山坡、沙漠边缘和黄土丘陵地带，主要分布于新疆、内蒙古、宁夏、甘肃、陕西等地。

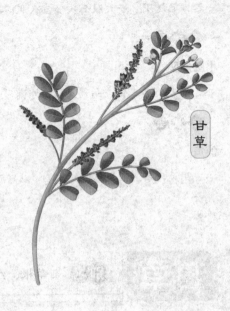

甘草

对症下药

伤寒咽痛

　　用甘草二两，蜜水炙过，加水二升，煮成一升半。每服五合，一天服两次。

肺痿

　　用炙甘草四两、炮干姜二两，水三升，煮成一半，分几次服。

小儿热嗽

　　用甘草二两，在猪胆汁中浸五天，取出炙后研细，和蜜做成丸子，如绿豆大。每服十丸，饭后服，薄荷汤送下。

婴儿慢肝风

　　用甘草一指长，猪胆汁炙过，研细。以米汁调少许灌下。

小儿干瘦

　　用甘草三两，炙焦，研细，和蜜成丸，如绿豆大。每服五丸，温水送下。一天服二次。

干地黄

原　文

干地黄，味甘，寒。主折跌绝筋；伤中，逐血痹，填骨髓，长肌肉，作汤除寒热积聚，除痹；生者尤良。久服轻身不老。一名地髓。生川泽。

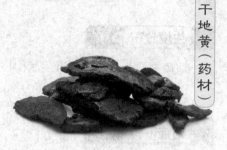

干地黄（药材）

译　文

干地黄，味甘，性寒。主治跌打损伤、骨折筋断；内脏受损，能驱散瘀血，增益骨髓，增长肌肉，煎熬成汤服用，能祛除寒热积聚，消除各种痹病；生干地黄的疗效尤其好。长期服用能使身体轻捷，延缓衰老。又被称为地髓。生长于河边沼泽等水草丛生处。

地黄

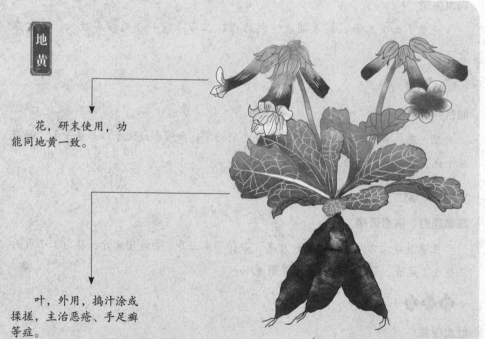

花，研末使用，功能同地黄一致。

叶，外用，捣汁涂或揉搓，主治恶疮、手足癣等症。

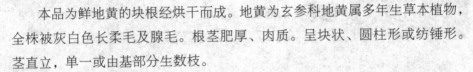

品名释义

本品为鲜地黄的块根经烘干而成。地黄为玄参科地黄属多年生草本植物，全株被灰白色长柔毛及腺毛。根茎肥厚、肉质。呈块状、圆柱形或纺锤形。茎直立，单一或由基部分生数枝。

生境分布

地黄主要为栽培，亦野生于山坡及路边荒地等处，分布于河南、浙江、江苏、安徽、山东、河北、辽宁、山西、陕西、内蒙古、湖南、湖北、四川等地。

对症下药

吐血唾血，补虚、除热，去痈疖

用生地黄不拘多少，三捣三压，取全部液汁，装瓦器中，盖严，在热水中熬浓，去渣再煎成糖稀状，做成丸子，如弹子大。每服一丸，温酒送下。一天服二次。

利血生精

地黄（切）二合，与米同煮，熟后以酥二合、蜜一合同炒香放入，再煮熟食下。

明目补肾

生、熟地黄各二两，川椒红一两，共研为末，加蜜和成丸子，如梧子大。每服三十九，空心服，盐汤送下。

咳嗽唾血，痈疽劳瘵

生地黄汁十六斤、人参末一斤半、白茯苓末三斤、白沙蜜十斤，拌匀，小火熬三昼夜，成膏。每服一匙，开水或酒送下。

吐血便血

地黄汁六合，用铜器煮开，加牛皮胶一两，等化尽后再加姜汁半杯。分三次服完。

症 状 六

跌打损伤，瘀血在腹

　　生地黄汁三升，加酒一升半，共四升半煮成二升半，分三次服完。

术 别名 于术、冬术、浙术、冬白术

原 文

　　术，味苦，温。主风寒湿痹死肌，痉，疸；止汗，除热，消食，作煎饵。久服轻身延年，不饥。一名山蓟。生山谷。

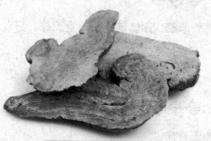

白术（根茎）外形

译 文

　　术，味苦，性温。主治风寒湿痹，肌肉坏死、痉挛、黄疸等症；具有止汗、除热、消化积食的功效，煎饵服用。长期服用能够使身体轻巧，延年益寿，没有饥饿感。又叫山蓟。生长于山中的深谷处。

品名释义

　　术即白术，为菊科植物白术的干燥根茎。属多年生草本植物，叶互生，呈椭圆形或羽裂，边缘有刺状细锯齿，紫红色头状花生于茎顶。

生境分布

　　白术喜欢生长在凉爽的环境中，不耐高温，不喜湿，对土壤要求不严格，主要分布在江苏、浙江、福建、江西、安徽、四川、湖北及湖南等地。

对症下药

症 状 一

胸膈烦闷

　　将白术研细，每取一茶匙，白水送下。

第二卷 上品药材

四肢肿满

　　白术三两，每服半两，用口嚼碎，加大枣三枚，煎服。一天服三四次。

产后中寒，遍身冷直，口噤，不省人事

　　白术四两、泽泻一两、生姜五钱，加水一升煎服。

头忽晕眩，四体消瘦，饮食无味，好食黄土

　　白术三斤、曲三斤，捣乱筛净，加酒和丸，如梧子大。每服二十丸，一天服三次。忌食菘菜、桃、李、青鱼。

———症·状·五———

中湿骨痛

　　白术一两，加酒三杯，煎成一杯，一次服完。不喝酒的人，可用水煎服。

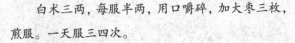

白术

菟丝子

别名 菟丝实、吐丝子、黄藤子

原文

　　菟丝子，味辛，平。主续绝伤；补不足，益气力，肥健人；汁去面䵟。久服明目，轻身延年。一名菟芦。生川泽。

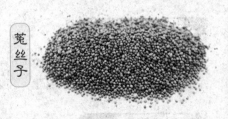

菟丝子

译文

　　菟丝子，味辛，性平。主要功效是使极度虚损得以续补；能够补身体不足，增加气力，使人身体强健；汁能去除面部黑斑。长期服用可以明目，使人身体轻巧，延年益寿。又叫菟芦。生长于河边沼泽等水草丛杂处。

品名释义

菟丝子为旋花科植物菟丝子的种子。菟丝子为一年生寄生草本，整体为细藤状，全株无毛。由于菟丝子体内的细胞中几乎没有叶绿体，无法制造营养物质，因而只能靠汲取其他植物的营养生存。它们常寄生于豆科等植物上。秋季果实成熟时采收，晒干，打下种子，除去杂质。

生境分布

菟丝子常生长于田边、荒地及灌丛中，分布于山东、河北、山西、陕西、江苏、黑龙江、吉林等地。

对症下药

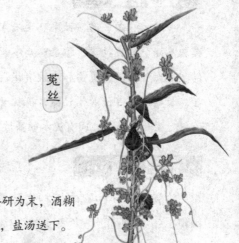

菟丝

—— 症 状 一 ——

消渴不止

用菟丝子煎汁随意饮服，以止为度。

—— 症 状 二 ——

白浊遗精

菟丝子五两、白茯苓三两、石莲肉二两，共研为末，酒糊成丸子，如梧子大。每服三十至九十九，空心服，盐汤送下。

—— 症 状 三 ——

小便赤浊

菟丝子、麦门冬等份为末，加蜜做成丸子，如梧子大，每服七十九，盐汤送下。

—— 症 状 四 ——

腰膝疼痛

菟丝子（洗过）一两、牛膝二两，酒泡过，取出晾干，研为末，将原酒煮糊调药成丸，如梧子大。每服二三十九，空心服，酒送下。

—— 症 状 五 ——

痔疮

将菟丝子熬成黄黑色，研为末，加鸡蛋白调匀涂搽。

第二卷 上品药材

牛膝

原文

牛膝，味苦，酸，平。主寒湿痿痹，四肢拘挛，膝痛不可屈；逐血气；伤热火烂；堕胎。久服轻身耐老。一名百倍。生川谷。

译文

牛膝，味苦、酸，性平。主治寒湿所致的痿软疼痛，四肢拘挛，膝盖疼痛不能屈伸；能够疏通血气；治疗烫伤和皮肤溃烂，还能够堕胎。长期服用可使身体轻捷，抵抗衰老。又叫百倍。生长于两山之间有流水的高坡土地上。

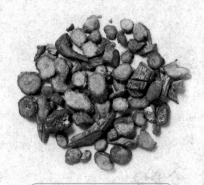

牛膝（根块）外形

品名释义

牛膝为多年生草本植物牛膝的根，根呈细长圆柱形，有的稍弯曲，上端稍粗，下端较细，表面呈黄色或淡棕色，具细微纵皱纹，有细小横长的皮孔及稀疏的细根痕。以条长、皮细肉肥、色黄白者为佳。

生境分布

牛膝生长于山坡林缘、山坡草丛中；分布范围很广，除东北地区外，几乎遍布全国。

对症下药

劳疟积久

用长牛膝一把，生切，加水六升，煮成二升，分三次服完（清晨一服，未发疟前一服，临发疟时一服）。

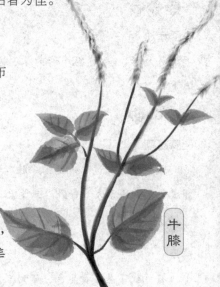

牛膝

边学边用神农本草经

消渴不止

用牛膝五两，研细，浸入生地黄汁五升中。日晒夜浸，直到汁尽。加蜜和丸，如梧子大。每服三十丸，空心服，温酒送下。久服于身体有益。

妇女血病

用牛膝在酒中浸一夜，取出焙干；另用漆炒令烟尽。各一两为末，加生地黄汁一升，慢火上熬成浓糊，团成丸子，如梧子大。每服三丸，空心服，米汤送下。

喉痹乳蛾

用新鲜牛膝根一把、艾叶七片，同人乳捣和，取汗灌入鼻内。不久，痰涎从口鼻流出即愈。不用艾叶亦可。

牙齿疼痛

用牛膝研末含漱，也可以用牛膝烧灰敷患处。

女萎

别名 玉竹、委萎、萎蕤

原 文

女萎，味甘，平。主中风；暴热不能动摇，跌筋结肉，诸不足。久服去面䵳，好颜色，润泽，轻身，不老。一名左眄。生山谷。

译 文

女萎，味甘，性平。主治伤风、热晒中暑而身体不能活动、筋肉凝结、肌肉萎缩等体虚不足之症。长期服用能去掉面部黑斑，令人容颜美丽，肌肤润泽，

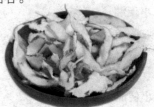

玉竹（根茎）外形

身体轻巧，延年不老。又叫左眄。生长于山中的深谷处。

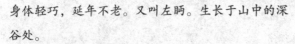

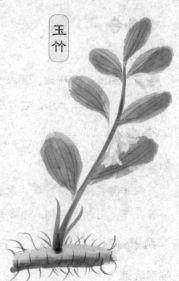

玉竹

品名释义

女萎是百合科植物玉竹的干燥根茎。属多年生草本植物。根茎状横走，为圆柱形，肉质，呈黄白色，长有许多须根。叶互生，呈椭圆形至卵状矩圆形，上面为绿色，下面呈灰色。花腋生，通常是几朵簇生。浆果为蓝黑色，内含数量不等的种子。

生境分布

女萎对环境有较强的适应能力，对土壤条件要求不严格，主要分布于黑龙江、吉林、辽宁、河北、山西、内蒙古、甘肃、青海、山东、河南、湖北、湖南、安徽、江西、江苏等地。

对症下药

眼红兼有涩、痛

将萎蕤、赤芍、当归、黄连等份，煎汤熏洗。

眼见黑花，红痛昏暗

用萎蕤（焙）四两，每取二钱，略加薄荷、生姜、蜂蜜，同煎汤。睡前温服，一天服一次。

小便淋

用萎蕤一两、芭蕉根四两、滑石二钱，水煎，分三次服。

小便涩，发热口干

用萎蕤五两，煎水服。

麦门冬 **别名** 不死药

原文

麦门冬,味甘,平。主心腹结气伤中,伤饱胃络脉绝,羸瘦短气。久服轻身,不老,不饥。生川谷及堤阪。

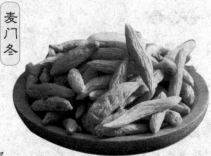

麦门冬

译文

麦门冬,味甘,性平。主治心腹间有邪气结聚、脏腑气伤,饱食伤胃、胃络脉有间断,身体瘦弱、体虚气短。长期服用使身轻体捷,延缓衰老,耐饥饿。生长于两山之间有流水的高坡土地上以及池塘的堤坡处。

品名释义

麦门冬为百合科麦冬或沿阶草的块根。沿阶草和麦门冬为多年生草本植物。其根近末端处长有小块根,为淡黄褐色。茎非常短,叶基生成丛,为禾叶状,与韭菜叶有些类似,边缘长有细小的锯齿。花葶较长,通常比叶片稍短。种子为近球形或椭圆形。

生境分布

麦冬原产于中国,主要生长于山坡草丛阴湿处、林下或溪旁,在我国的广东、广西、福建、浙江、江苏、江西、湖南、湖北、四川、云南、贵州、安徽、河南、陕西等地均有栽培。沿阶草生长于山坡、山谷或林下,主要分布于我国的华东地区和云南、贵州、四川、湖北、河南、陕西、甘肃等地。

对症下药

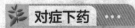

消渴

把大苦瓜捣成汁,泡麦门冬二两,过一夜。麦门冬去心、捣烂,加黄连(去皮毛)

研末，做成丸子，如梧子大。每服五十丸，饭后服。一天服两次，两天后当可见效。

吐血、出鼻血

用麦门冬（去心）一斤，捣烂取汁，加蜜三合，调匀，分二次服下。

齿缝出血

用麦门冬煎汤漱口。

喉疮

用麦门冬一两、黄连半两，共研为末，加炼蜜做成丸子，如梧子大。每服二十丸，煎汤送下。

下痢口渴

用麦门冬（去心）三两、乌梅肉二十个，锉细，加水一升，煮成七合，细细饮下，有效。

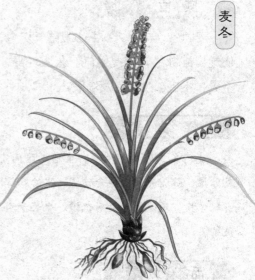

麦冬

独活

别名 长生草、独滑、羌活

原文

独活，味苦，平。主风寒所击，金疮止痛，贲豚，痫痓，女子疝瘕。久服轻身耐老。一名羌活，一名羌青，一名护羌使者。生川谷。

独活

译文

独活，味苦，性平。主治风寒，能止金属创伤引起的疼痛，还能治小腹有气上冲心下的贲豚症、痫症抽搐和女子疝瘕症。长期服用会使身体

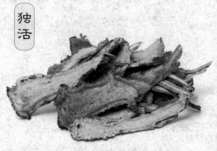

轻巧，延缓衰老。又称为羌活、羌青、护羌使者。生长于两山之间有流水的高坡土地上。

品名释义

独活为伞形科植物重齿当归的干燥根。重齿毛当归为多年生草本植物，它的根呈圆柱形，棕褐色，带有特殊香气。春初苗刚发芽或秋末茎叶枯萎时采挖，除去须根，阴干或烘干。

生境分布

原植物生于山谷沟边或草丛中，主要分布于江西、湖北、四川、安徽、浙江等地。

对症下药

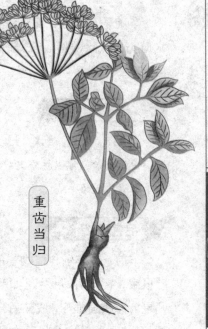

重齿当归

—症·状·一—

中风，通风发冷，不知人事

独活一两，加酒二升，煮成一升；另用大豆五合，炒至爆裂，以药酒倒入，盖好。过一段时间，温服三合。

—症·状·二—

瘫痪

用独活二斤、构树子一斤，共研为末，每服一茶匙。一天服三次。

—症·状·三—

产后中风，四肢抽筋，不能言语

用独活二两，煎酒服。

—症·状·四—

关节痛

独活、松节等份，用酒煮过。每天一杯，空心饮。

—症·状·五—

风牙肿痛

用独活煮酒热漱。又方：独活、地黄各三两，共研为末。每取三钱，加水一碗煎服，连渣服下。睡前再服一次。

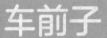 车前子 **别名** 车前实、虾蟆衣子

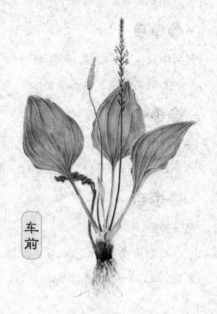

车前子

原文

车前子，味甘，寒。主气癃，止痛，利水道小便；除湿痹。久服轻身耐老。一名当道。生平泽。

译文

车前子，味甘，性寒。主治气淋，能止痛，有通水道、利小便的功效，可以祛除湿痹。长期服用能使身体轻巧，延缓衰老。又叫当道。生长于水草丛杂的平地。

品名释义

车前子为车前科植物车前或平车前的干燥成熟种子。车前属多年生草本。叶根生，具长柄，叶片呈卵形或椭圆形。花茎数个，花序为穗状，花为淡绿色。蒴果为卵状圆锥形，成熟后开裂，内含数种子，种子近似于椭圆形，呈黑褐色。夏、秋二季种子成熟时采收果穗，晒干，搓出种子，除去杂质，就得到了车前子。

生境分布

车前喜温暖、湿润，耐寒，在山地、平原均可生长，对土壤没有很高的要求，主要分布于黑龙江、辽宁、河北等地。

对症下药

 ——症 状 一——

血淋作痛

车前子晒干研细，每服二钱。车前叶煎汤送下。

车前

妊妇热淋

用车前子五两、葵根（切）一升，加水五升，煎成一升半，分三次服。

阴囊冷痛

肿满即成险症，将车前子研细，每服一匙，水送下，一天服二次。

补虚明目

车前子、熟地黄（酒蒸后火焙）各三两，菟丝子（酒浸）五两，共研为末，加炼蜜和丸，如梧子大。每服三十九，温酒送下，一天服二次。

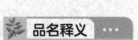

别名 云木香、广木香、蜜香

原文

木香，味辛，温。主邪气，辟毒疫温鬼；强志，主淋露。久服不梦寤魇寐。生山谷。

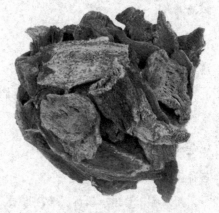

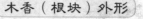
木香（根块）外形

译文

木香，味辛，性温。主治邪气，能祛除毒疫所导致的传染病，增强记忆力，主治小便淋漓不止。长期服用可使人睡眠安稳，不做噩梦。生长于山中的深谷处。

品名释义

木香为菊科植物木香的干燥根。秋、冬二季采挖，除去泥沙及须根，切段，纵剖成瓣，干燥后撞去粗皮。以香气浓郁者为佳。

生境分布

云木香产于云南丽江，川木香主产于四川绵阳、阿坝、凉山，广木香曾由印度、缅甸等地经广州进口，故此得名。

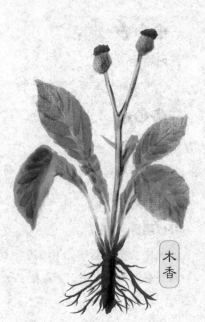

木香

对症下药

—— 症状一 ——

中气不省

将木香研细，冬瓜子煎汤灌下三钱。痰盛者，药中加竹沥和姜汁。

—— 症状二 ——

胃气闷胀，不思饮食

用木香、诃子各二十两，捣烂筛过，加糖和成丸子，如梧子大。每服三十丸，空心服，酒送下。

—— 症状三 ——

突然耳聋

用木香一两，切小，放苦酒中浸一夜，取出，加麻油一合，微火煎过，滤去药渣，以油滴耳。一天三四次。

—— 症状四 ——

肠风下血

用木香、黄连，等份为末。放入猪大肠中，两头扎定，煮到极烂，然后去药食肠，或连药捣为丸子吞服。

—— 症状五 ——

各种痈疽、疮疖

用木香、黄连、槟榔，等份为末，油调搽患处。

—— 症状六 ——

蛇虫咬伤

用木香不限量，煎水服。

薯蓣

原文

薯蓣，味甘，温。主伤中，补虚羸，除寒热邪气。补中，益气力，长肌肉。久服耳目聪明，轻身，不饥，延年。一名山芋。生山谷。

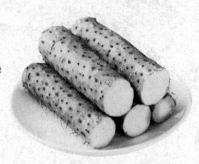

山药（根）外形

译文

薯蓣，味甘，性温。主治脏腑之气受损，能补体虚羸弱，并能祛除寒热邪气。具有修补内脏、增加气力、使肌肉增长的功效。长期服用能够使人耳聪目明，身体轻巧，没有饥饿感，益寿抗衰。又叫山芋。生长于山中的深谷处。

品名释义

薯蓣，多年生草本植物，茎蔓生，常带紫色，块根圆柱形，叶子对生，卵形或椭圆形，花乳白色，雌雄异株。块根含淀粉和蛋白质，可以吃。

生境分布

薯蓣是短日照、喜温作物，较为耐旱，不耐涝，在疏松、肥沃、土层深厚的土壤中生长良好，主要分布于我国河南、安徽、江苏、浙江、湖北、湖南、江西、福建、广东、贵州、四川、甘肃东部和陕西南部等地。

对症下药

心腹虚胀，手足厥逆，不思饮食

用薯蓣半生半炒为末。米饮服二钱，一天服二次。

小便数多

用薯蓣（矾水煮过）、白茯苓，等份为末。每服

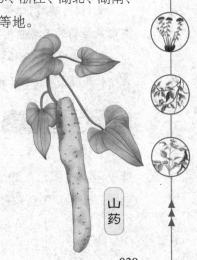

山药

二钱，水送下。

— 症 状 三 —

痰风喘急

用生薯蓣（捣烂）半碗，加甘蔗汁半碗，和匀，一次饮服。

— 症 状 四 —

脾胃虚弱，不思饮食

薯蓣、白术各一两，人参七钱半，共研为末，加水和糊做成丸子，如小豆大。每服四十至五十丸，米汤送下。

薏苡仁

别名 薏仁、薏米、薏仁米、沟子米

原文

薏苡仁，味甘，微寒。主筋急拘挛，不可屈伸，风湿痹；下气。久服轻身益气。其根，下三虫。一名解蠡。生平泽及田野。

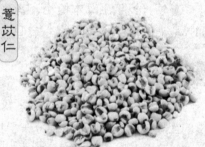

薏苡仁

译文

薏苡仁，味甘，性微寒。主治筋拘挛急紧、不能屈伸的风湿痹痛，具有使湿气下行的作用。长期服用能使身体轻巧，补益气血。它的根可杀蛔虫、赤虫、蛲虫三种寄生虫。又被称为解蠡。生长于水草丛杂的平地及田野之中。

品名释义

薏苡仁，是禾本科植物薏苡的干燥成熟种仁。在秋季果实成熟时，将植株采割，在阳光下晒干后，将果实打出来，再晒干，之后除去外壳、种皮和杂质，便得到了薏苡仁。薏苡仁既是常用的中药，又是普遍、常吃的食物。

边学边用神农本草经

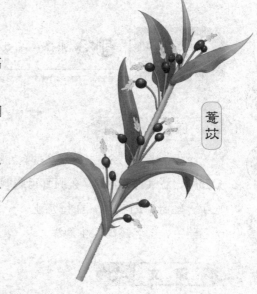

薏苡

生境分布 ····

薏苡喜欢温暖、湿润的环境，忌高温闷热，不耐寒，对土壤适应性较强，生长于池塘、河沟、山谷、溪涧等湿润的地方，主要分布于我国辽宁、河北、山西、山东、河南、安徽、浙江、江西、湖北、湖南、福建、广东、广西、海南、四川、贵州、云南等地。

对症下药 ····

 — 症状一 —

风湿身疼，日暮加剧

麻黄三两，杏仁二十枚，甘草、薏苡仁各一两，加水四升，煮成二升，分两次服。

 — 症状二 —

水肿喘急

郁李仁二两，研细，以水滤取汁，煮薏苡仁饭，一天吃两次。

 — 症状三 —

砂石热淋

薏苡仁（叶、根皆可）水煎热饮（夏月次饮），以通为度。

 — 症状四 —

肺痿咳嗽，有脓血

薏苡仁十两，捣破，加水三升煎成一升，以酒少许送服。

 — 症状五 —

杀蛔虫

薏苡根一斤，磨细，加水七升煮成三升服下，能将虫杀死打出。

— 症状六 —

牙齿风痛

薏苡根四两，水煮含漱。

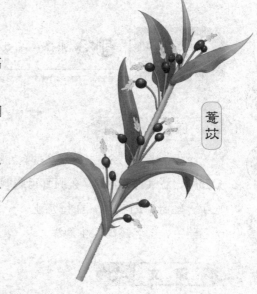第二卷 上品药材

泽泻

原 文

泽泻，味甘，寒。主风寒湿痹，乳难；消水，养五脏，益气力，肥健。久服耳目聪明，不饥，延年，轻身，面生光，能行水上。一名水泻，一名芒芋，一名鹄泻。生池泽。

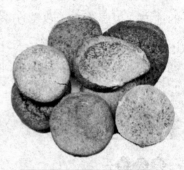

泽泻（块茎）外形

译 文

泽泻，味甘，性寒。主治风寒湿痹，分娩困难；能消除水液，补养心、肝、脾、肺、肾五脏，增加气力，强健体魄。长期服用能够使人耳聪目明，没有饥饿感，延年益寿，身体轻巧，容光焕发，免受水湿之气侵害。又叫水泻、芒芋、鹄泻。生长于沟渠沼泽等水草丛生处。

品名释义

泽泻为泽泻科水生或沼生植物泽泻的干燥块茎，呈椭圆形或卵圆形。表皮为黄白色或淡黄棕色，断面呈黄白色，质坚实，有较多的细孔。冬季茎叶开始枯萎时采挖，洗净，干燥，除去须根及粗皮。

生境分布

泽泻喜欢生长在湖泊、河湾、溪流、水塘的浅水带地区，沼泽、沟渠及低洼湿地也可生长，主要分布于黑龙江、吉林、辽宁、内蒙古、河北、山西、陕西、新疆、云南等地。

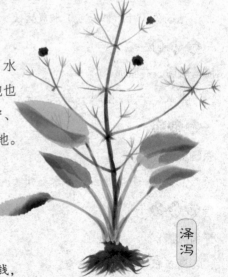

泽泻

对症下药

—— 症 状 一 ——

水湿肿胀

用白术、泽泻各一两，做成丸子。每服三钱，

边学边用神农本草经

茯苓汤送下。

症状二

暑天吐泻

用泽泻、白术、白茯苓各三钱，加水一碗、姜五片、灯心草十根，煎至八成，温服。

远志

别名 细草、线儿茶，小草根、线茶

原　文

远志，味苦，温。主咳逆伤中，补不足，除邪气；利九窍，益智慧，耳目聪明，不忘，强志，倍力。久服轻身不老。叶，名小草。一名棘菀，一名葽绕，一名细草。生川谷。

译　文

远志，味苦，性温。主治咳嗽气逆，能补气虚不足，祛除邪气；能通利九窍，增益智慧，使人耳聪目明，过目不忘，增强记忆力，增加体力。长期服用能够使身体轻捷，抗衰老。它的叶名叫小草。远志又被称为棘菀、葽绕、细草。生长于两山之间有流水的高坡土地上。

品名释义

远志为远志科植物远志或卵叶远志的干燥根。本品呈圆柱形，略弯曲，表面灰黄色至灰棕色，密生横皱纹、纵皱纹及裂纹。春、秋二季采挖，除去须根及泥沙，晒干，即可得到远志。

生境分布

原植物生长在草原、山坡草地、灌丛中以及杂木林下，主要分布于东北、华北、西北、华中以及四川等地。

叶，有益精补阴气、止虚损梦泄的功效。

远志

根，有安神益智、祛痰、消肿的功效，主治健忘、失眠、梦遗、惊悸、多痰咳嗽、疮肿痈疽等症。

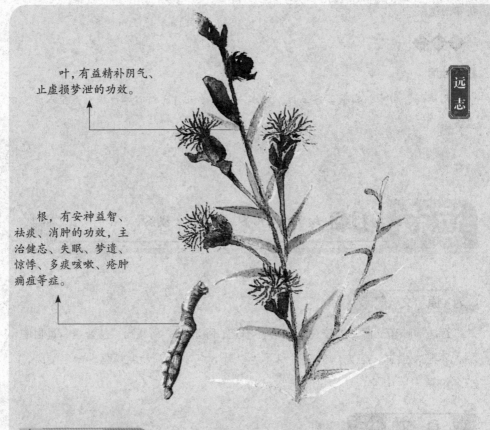

 对症下药 ....

症 状 一

胸痹心痛

用远志、桂心、干姜、细辛、蜀椒（炒）各三两，附子二分（炮），一起捣细，加蜜和成丸子，如梧子大。每服三丸，米汁送下。一天服三次。如不见效，可稍增加药量。忌食猪肉、冷水、生葱。

喉痹作痛

用远志肉为末，吹扑痛处，以涎出为度。

吹乳肿痛

远志焙干研细，酒冲服二钱。药渣敷患处。

各种痈疽

远志放入淘米水中浸洗过，捶去心，研细。每服三钱，以温酒一杯调澄。清汁饮下，药渣敷患处。

小便赤浊

远志（甘草水煮过）半斤，茯神、益智仁各二两，共研为末，加酒、糊做成丸子，如梧子大。每服五十丸，空心服，枣汤送下。

龙胆

别名 草龙胆、龙胆草、山龙胆、水龙胆

原文

龙胆，味苦，寒。主骨间寒热，惊痫邪气；续绝伤，定五脏，杀蛊毒。久服益智不忘，轻身耐老。一名陵游。生山谷。

译文

龙胆，味苦，性寒。主治病入骨间的寒热，惊痫邪气；能够续补极度损伤，安定五脏，杀灭蛊毒。长期服用可益智强心、增强记忆，身体轻捷、延缓衰老。又叫陵游。生长于山中的深谷处。

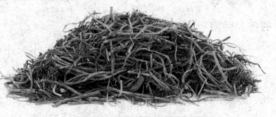

龙胆（根茎）外形

品名释义

龙胆为龙胆科植物龙胆或三花龙胆的根及根茎。多年生草本，通常暗绿色稍带紫色，根状茎短，周围簇生多数细长圆柱状根，根稍肉质，土黄色或黄白色。

第二卷 上品药材

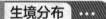

生境分布

龙胆生长在山坡草地、路边、河滩、灌丛中、林缘及林下、草甸，主要分布于内蒙古、黑龙江、吉林、辽宁、贵州、陕西、湖北、湖南、安徽、江苏、浙江、广东、广西等地。

对症下药

伤寒发狂

龙胆二钱研细，加入鸡蛋清。每服二钱，白蜜化冰水送下。

四肢疼痛

龙胆根切细，放生姜汁中浸一夜，焙干，捣为末。取一茶匙，水煎，温服。

谷疸、劳疸

龙胆一两、苦参三两，共研为末，加牛胆汁和成丸子，如梧子大。每服五丸，一天服三次；如不愈，可稍稍增加药量。治劳疸，可增加龙胆一两、栀子仁三至七枚，以猪胆代牛胆和丸。

盗汗

龙胆研细，每服一钱，加猪胆汁三两（滴入少许温酒）调服。治小儿盗汗，可加防风。

蛔虫攻心

龙胆一两，去头，锉碎，加水二碗，煮成一碗。头天晚上停食，第二天清晨，将药一顿服完。

龙胆

边学边用神农本草经

细辛

原文

细辛，味辛，温。主咳逆，头痛脑动，百节拘挛，风湿痹痛死肌。久服明目，利九窍，轻身长年。一名小辛。生山谷。

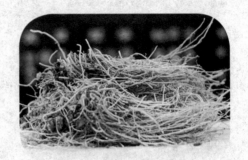

细辛（根茎）外形

译文

细辛，味辛，性温。主治咳嗽气逆，头痛眩晕，全身关节拘挛抽搐，风湿痹痛、肌肉坏死。长期服用能明目，通利九窍，使人身体轻巧，延年益寿。又叫小辛。生长于山中的深谷处。

品名释义

细辛为马兜铃科细辛属植物的泛称，是多年生草本植物，有细长芳香的根状茎，先端生叶一二片。花单生叶腋，贴近地面，常紫色，钟形。我国约有35种，人们熟知的如细辛、北细辛等。细辛的入药部位主要为北细辛、汉城细辛和华细辛的干燥根和根茎。

生境分布

细辛喜生长在林下腐殖层深厚稍阴湿处，常见于针阔叶混交林及阔叶林下、密集的灌木丛中、山沟底稍湿润处以及林缘或山坡疏林下的湿地。其中北细辛分布在我国东北、山西、陕西、山东、河南等地，汉城细辛分布在陕西、山东、安徽、浙江、江西、河南、湖北、四川等地，华细辛则分布于辽宁一带。

对症下药

—— 症状 ——

中风

将细辛末吹入鼻中。

第二卷 上品药材

虚寒呕哕，饮食不下

　　细辛（去叶）半两、丁香二钱半，共研为末。每服一钱，柿蒂汤送下。

小儿客忤

　　用细辛、桂心，等份为末，每服少许放入小儿口中。

口舌生疮

　　用细辛、黄连，等份为末，搽患处，漱去涎汁。治小儿口疮，可用醋调细辛末贴敷脐上。

牙齿肿痛，口中溃烂

　　将细辛煎成浓汁，多次漱口，热含冷吐。

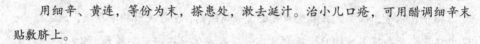

细辛

石斛

别名 林兰、禁生、杜兰、石蓫

原文

　　石斛，味甘，平。主伤中；除痹，下气；补五脏虚劳羸瘦，强阴。久服厚肠胃；轻身延年。一名林兰。生山谷。

译文

　　石斛，味甘，性平。主治中气损伤；能祛除风痹，使胸膈之气下沉；又补五脏虚劳损伤、身体羸弱消瘦，使阴液强盛。长期服用可增强肠胃功能，身体轻巧。延年益寿。又叫林兰。生长于山中的深谷处。

边学边用神农本草经

品名释义

　　石斛为兰科石斛属植物，原产于喜玛拉雅山上和周围，是我国古文献中最早记载的兰科植物之一。石斛兰属是兰科植物中最大的一个属，原产地主要分布于亚洲热带和亚热带地区、澳大利亚和太平洋岛屿，全世界约有1000种。石斛为多年生落叶草本。茎丛生，直立，上部略呈回折状，稍偏，黄绿色，具槽纹。叶近革质，短圆形。总状花序，花大、白色，顶端淡紫色。落叶期开花。

生境分布

　　石斛喜欢在温暖、潮湿、半阴半阳的环境中生长，对土壤要求不严格，主要生长在亚热带的深山老林中，野生种多生长在其他树木的树干上或石缝中，主要分布于我国安徽、湖北、广西、四川、贵州、云南、西藏等地。

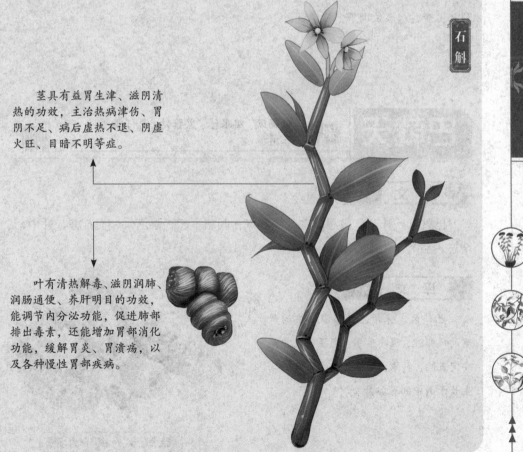

石斛

茎具有益胃生津、滋阴清热的功效，主治热病津伤、胃阴不足、病后虚热不退、阴虚火旺、目暗不明等症。

叶有清热解毒、滋阴润肺、润肠通便、养肝明目的功效，能调节内分泌功能，促进肺部排出毒素，还能增加胃部消化功能，缓解胃炎、胃溃疡，以及各种慢性胃部疾病。

— 症状一 —

飞虫入耳

石斛数条，去根如筒子，一边纫入耳中，四畔以蜡封闭，用火烧石斛，尽则止。熏右耳，则虫从左出。未出更作。

— 症状二 —

睫毛倒入

川石斛、川芎等份，为末。口内含水，随左右嚊鼻，日二次。

— 症状三 —

雀目

石斛、仙灵脾（锉）各一两，苍术（米泔浸，切，焙）半两。为细末，每服三钱匕，食前以米饮调下，日二服。

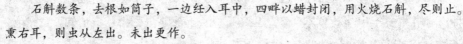

巴戟天

别名 鸡肠风、鸡眼藤、黑藤钻、兔仔肠、三角藤

原文 ···

巴戟天，味辛，微温。主大风邪气，阴痿不起；强筋骨，安五脏，补中，增志，益气。生山谷。

译文 ···

巴戟天，味辛，性微温。主治严重的风邪症，阴痿不举；能强筋健骨，安定五脏，补中，增强记忆力，益气。生长于山中的深谷处。

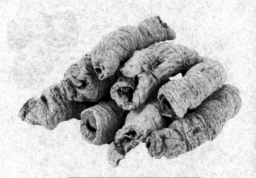

巴戟天（根）外形

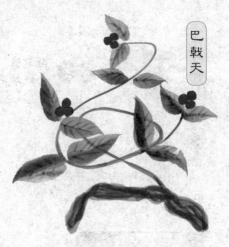

巴戟天

品名释义

巴戟天为双子叶植物茜草科巴戟天的干燥根，缠绕藤本植物。全年均可采挖，除去须根，洗净，略晒至六七成干，轻轻压扁，晒干。置通风干燥处，防霉防蛀。用时润透或蒸过，除去木质心，切片或盐水炒用。

生境分布

巴戟天生长于山地疏、密林下和灌丛中，常攀于灌木或树干上。亦有引作家种，主要分布于我国福建、广东、海南、广西等地的热带和亚热带地区。

对症下药

症状一

妇人子宫久冷，月脉不调

巴戟三两，良姜六两，紫金藤十六两，青盐二两，肉桂（去粗皮）、吴茱萸各四两。上为末，酒糊为丸。每服二十九，暖盐酒送下，盐汤亦得。日午、夜卧各一服。

症状二

风冷腰胯疼痛，行步不得

巴戟一两半，牛膝三两（去苗），羌活一两半，桂心一两半，五加皮一两半，杜仲二两（去粗皮，炙微黄），干姜一两半（炮裂）。上药捣罗为末，炼蜜和捣三二百杵，丸如梧桐子大。每于食前，以温酒饮下三十九。

症状三

小便不禁

益智仁、巴戟天（去心，二味以青盐、酒煮），桑螵蛸、菟丝子（酒蒸）各等份。为细末，酒煮糊为丸，如梧桐子大。每服二十九，食前用盐酒或盐汤送下。

症状四

白浊

菟丝子（酒煮一日，焙干）、巴戟（去心，酒浸煮）、破故纸（炒）、鹿茸、山药、赤石脂、五味子各一两。上为末，酒糊丸。空心盐汤下。

白英

别名 白毛藤、白草、毛千里光、毛风藤、金线绿毛龟

原 文

白英，味甘，寒。主寒热，八疸，消渴，补中益气。久服轻身延年。一名谷菜。生山谷。

译 文

白英，味甘，性寒。主治身体的恶寒发热、八种黄疸、消渴症，具有补中益气的功效。长期服用使人身体轻巧，益寿延年。又叫谷菜。生长于山中的深谷处。

品名释义

白英为茄科植物白英的全草，以全草或根入药。叶互生，而且它的叶子多数为琴形，其两面均长着长柔毛，且为白色发亮，聚伞花序顶生或腋外生，疏花，蓝紫色或白色的花冠，夏秋开花，秋末果实成熟。浆果为球形，红黑色时说明其已成熟。夏秋采收。洗净，晒干或鲜用。

生境分布

白英喜欢温暖湿润的环境，所以多生长于山谷草地或路旁、田边，主要分布于甘肃、陕西、山西、河南等地。

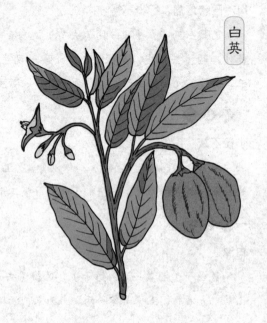

白英

对症下药

—— 症 状 ——

风疹、丹毒、瘴疟

用白英煮汁饮服。

边学边用神农本草经

目赤头眩

白英子（焙）、甘草（炙）、菊花（焙）各一两，共研为末。每服二钱，临醒时温水送下。

白蒿

别名 蘩、皤蒿、由胡、旁勃、白艾蒿

原文

白蒿，味甘，平。主五脏邪气，风寒湿痹；补中益气；长毛发令黑；疗心悬，少食常饥。久服轻身，耳目聪明，不老。生川泽。

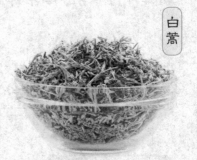

白蒿

译文

白蒿，味甘，性平。主治五脏内有邪气、风寒湿痹之症，具有补中益气的作用；还能使人增长毛发，头发乌黑；治疗心悸不安，饭量小而常有饥饿感。长期服用使人身体轻巧，耳聪目明，延缓衰老。生长于山川沼泽。

品名释义

白蒿为菊科植物大籽蒿的全草，二年生草本植物。主根较为单一，呈狭纺锤形，茎下部稍木质化，表面有纵棱，上面有很多分枝，茎、枝被类白色微柔毛。

生境分布

原植物多生长于河边、草地、荒地，主要分布于东北、华北及甘肃、陕西、河南等地。此外，在山东、江苏等地也有栽培。

对症下药

暴痢

白蒿叶干为末，以米饮和一匙，空腹服之。

恶癞疾，遍体面目有疮

白艾蒿十束如升大，煮取汁，以曲及米，一如酿酒法，候熟稍稍饮之。

痢疾

取白蒿鲜草二两或干品一两，水煎。分二至三次服，每日一剂，五至七日为一疗程；或制成冲剂及片剂服用。

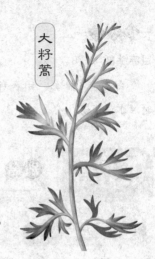

大籽蒿

菴蕳子

别名 庵芦、庵蕳草、臭蒿

原文

菴蕳子，味苦，微寒。主五脏瘀血，腹中水气，胪张，留热；风寒湿痹，身体诸痛。久服轻身延年不老。生川谷。

译文

菴蕳子，味苦，性微寒。主治五脏内有瘀血，腹中有水气聚集，腹部胀满，长时间发热不退，风寒湿痹，全身各处疼痛。长期服用使身体轻巧，延年益寿。生长于两山之间有流水的高坡土地上。

品名释义

菴蕳子为菊科植物菴蕳的果实，菴蕳为多年生草本植物。它的主根比较明显，还有许多细小的侧根；根状茎短，营养枝稀疏分布其上。刚长出来的茎、枝上长着少许丝状茸毛，后慢慢变得光滑。叶子与茎、枝一样，初时微有短柔毛，后脱落无毛。头状花序近似球形，瘦果为椭圆形，略压扁。全草入药，性温，味辛、苦。

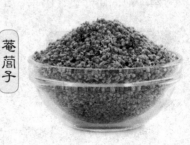

菴蕳子

原植物多生长于林下、山坡、原野阴湿地等处，在我国广东、江苏、浙江、安徽及东北等地均有分布。

妇人夙有风冷，留血结聚，月水不通

菴䕡子一斤（升），桃仁二两（汤浸，去皮、尖、双仁），大麻仁二升。上药都捣令碎，于瓷瓶内，以酒二斗，浸，密封头。五日后，每服暖饮三合，渐加至五合，日三服。

产后腹痛

菴䕡子、桃仁（汤浸，去皮、尖、双仁，麸炒微黄）各半两。上捣罗为末，炼蜜和丸，如梧桐子大。不计时候，以热汤下二十九。

产后血痛

菴䕡子一两。水一升，童子小便二杯，煎饮。

症 状 四

妇人卒漏下，先多后少，日久不断

菴䕡子（微炒）、熟干地黄（焙）、蒲黄（微炒）、当归（炒焙）各二两。上四味，粗捣筛。每服三钱匕，水一盏，煎至七分，去滓温服，空心、日午、临卧。

阳痿

菴䕡子二至三钱，水煎服。

症 状 六

坠堕闪肭，血气凝滞腰痛

菴䕡子半两，当归、威灵仙、破故纸（炒）、杜仲（炒）、桂心各五钱，乳香、没药各二钱半。

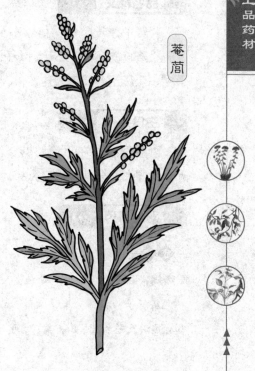

菴䕡

上为细末，酒煮面糊丸，如梧桐子大。每服七十九，温酒盐汤送下。

菥蓂子

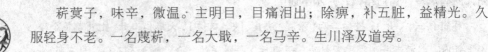

别名 蒫菥、遏蓝菜、败酱草、犁头草

原文 ···

菥蓂子，味辛，微温。主明目，目痛泪出；除痹，补五脏，益精光。久服轻身不老。一名蒫菥，一名大蕺，一名马辛。生川泽及道旁。

译文 ···

菥蓂子，味辛，性微温。主要功效是使眼睛明亮，治疗目痛流泪；还能除痹痛，调补五脏，使眼睛增添灵光。长期服用可令人身轻体捷，延缓衰老。又叫蒫菥、大蕺、马辛。生长于河边泽畔水草丛杂处及道路两旁。

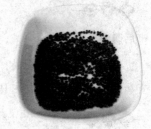

菥蓂子

品名释义 ···

菥蓂子为十字花科植物菥蓂的种子。干燥的种子为黑褐色，细小，表面有向心隆起的环纹，无毛。以籽粒饱满、黑色、干燥、无灰土杂质者为佳。

菥蓂

生境分布 ···

原植物生长在平地路旁、沟边或村落附近，我国大部分地区均有分布。

对症下药 ···

——症状——

眼热痛，泪不止

菥蓂子，捣筛为末，欲卧，以铜箸点眼中，当有热泪及恶物出，并去瘀肉，可三、四十夜点之。

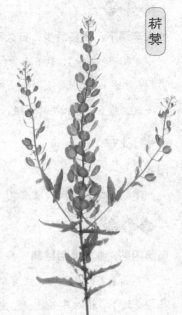

边学边用神农本草经

黄芝

别名 黄精、垂珠、鹿竹、重楼、救穷

原文

黄芝，味甘，平。主心腹五邪，益脾气，安神忠和和乐。久食轻身不老，延年神仙。一名金芝。生山谷。

译文

黄芝，味甘，性平。主治心腹的各种邪病，具有增补脾气、使人精神安定的作用。长期服用可令人身体轻捷，延年不老似神仙。又叫金芝。生长于山中的深谷处。

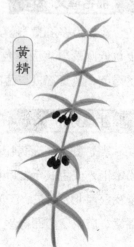

黄芝（根块）外形

品名释义

黄芝是百合科黄精属植物，有着圆柱状的根状茎，即我们常用的中药黄精。由于其结节膨大，因此节间常常一头粗、一头细，有短分枝分布于粗的那一头。黄精性味甘甜、爽口，很多中药配方都将其作为主要的材料，在我国具有悠久的采用传统。

生境分布

黄芝耐严寒，适宜凉爽、潮湿、蔽荫的生长环境，因此多分布于我国的黑龙江、吉林、辽宁、河北、山西、陕西等地。

对症下药

—— 症状一 ——

补肝明目

用黄芝二斤、蔓菁子一斤，共同九蒸九晒，研为细末。每服二钱，米汤送下。常服有延年益寿的作用。

—— 症状二 ——

大风癞疮

黄芝去皮、洗净，取二斤晒干，放在米饭上蒸到

黄精

第二卷 上品药材

饭熟时，把药保存好，经常服食。

脾胃虚弱，体倦乏力

　　黄芝、枸杞子等份，捣碎做饼，晒干研细，炼蜜调药成丸，如梧子大。每服五十丸，开水送下。

紫芝　别名 黑芝、玄芝

原文

　　紫芝，味甘，温。主耳聋，利关节，保神益精，坚筋骨，好颜色。久服轻身不老延年。一名木芝。生山谷。

译文

　　紫芝，味甘，性温。主治耳聋，具有通利关节，保养精神，增益精气，强健筋骨，令人容光焕发的功效。长期服用可以使人身体轻巧，增寿延年。又叫木芝。生长于山中的深谷处。

品名释义

　　紫芝为多孔菌科真菌紫芝的子实体，菌盖木栓质，多呈半圆形至肾形，少数近圆形，表面黑色，具漆样光泽，有环形同心棱纹及辐射状棱纹。菌肉锈褐色。菌管管口与菌肉同。采后洗去泥沙，晒干。

生境分布

　　紫芝多生长于阔叶树木桩旁地上或松木上，或生长于针叶树朽木上，分布于我国河北、山东、江苏、浙江、江西、福建、广东、广西等地。

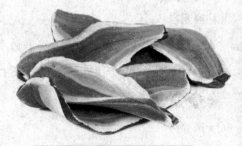

紫芝（干燥实体）外形

对症下药

症状一

心肾不交、心火偏旺致遗精滑精

紫芝半两，朱砂二两，白石英二两，石决明一两，黄连半两，黄芩半两，茯苓半两，白矾、瓜瓣半两。上为细末，炼蜜为丸，如梧桐子大。每服十丸，食前以温酒送下。

症状二

虚劳短气，胸胁苦伤，手足逆冷

紫芝一两半，山芋（焙）、天雄（炮去皮）、柏子仁（炒）、巴戟天（去心）、白茯苓（去皮）、枳实（去瓤，麸炒）各三钱五分，生地黄（焙）、麦门冬（去心，焙）、五味子（炒）、半夏（制炒）、附子（炒去皮）、牡丹皮、人参各七钱五分，远志（去心）、蓼实各二钱五分，瓜子仁（炒）、泽泻各五钱，为末，炼蜜丸梧子大。每服十五丸，渐至三十丸，温酒下，日三服。

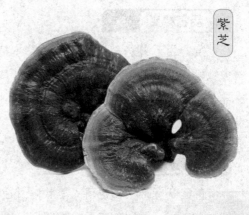

紫芝

黄连

别名 味连、川连、鸡爪连

原文

黄连，味苦，寒。主热气目痛，眦伤泣出，明目；肠澼，腹痛下利；妇人阴中肿痛。久服令人不忘。一名王连。生川谷。

译文

黄连，味苦，性寒。主治热邪目痛、眼角损伤流泪，具有明目的功效；能够治疗腹泻、腹痛、痢疾及妇女阴中肿痛。长期服用能够增强记忆力。又叫王连。生长于两山之间有流水的高坡土地上。

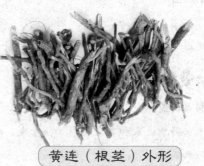

黄连（根茎）外形

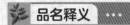
品名释义

　　黄连为毛茛科黄连属多年生草本植物。其根状茎为黄色，常分枝，密生多数须根。它的叶有长柄，无毛。叶片的边缘长着锐利的锯齿，表面沿叶脉部分覆盖着短柔毛，其余则无毛。黄连味道极苦，所以人们常说："哑巴吃黄连，有苦说不出。"

生境分布

　　黄连既有野生，也可人工栽培，在海拔 500~2000 米的山地林中或山谷阴处长势较好，主要分布于我国四川、贵州、湖南、湖北、陕西南部等地。

对症下药

心经实热

　　用黄连七钱，加水一碗半，煎成一碗，饭后过一阵（食远）温服。小儿减量。

伏暑发热、作渴、呕吐及赤白痢

　　用黄连一斤，切小，加好酒二升半煮干，再焙过、研细，糊成丸子，如梧子大。每服五十丸，一天服三次。

骨热黄瘦

　　用黄连四分，切小，加童便五大合，浸一夜，微煎三四沸，去渣，分二次服下。

小儿疳热

　　用黄连五两，切碎，以水调湿，纳猪肚中，缝好，放在饭上蒸熟，连同少许饭烂捣烂做成丸子，如绿豆大。每服二十丸，米汤送下。另服调血清心的药，使病速愈。

消渴尿多

　　将黄连末和蜜成丸，如梧子大，每服三十丸。又方：黄连半斤，酒一升，放在开水锅里，煮一伏时，取出晒干，三细，滴水做成丸子，如梧子大。每服五十丸，

边学边用神农本草经

温水送下。

小便如油

　　用黄连五两、栝楼根五两，共研为末，加生地黄汁和成丸子，如梧子大。每服
五十九，牛乳送下。一天服二次。忌饮冷水、食猪肉。

破伤风

　　用黄连五钱，加酒一碗，煎至七成，再加黄蜡三钱溶化后，趁热服。

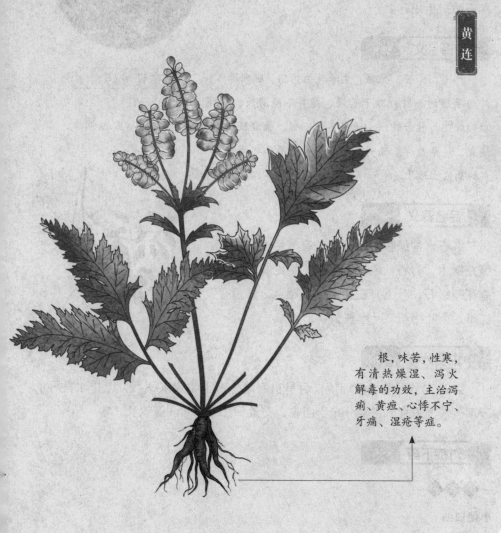

根，味苦，性寒，
有清热燥湿、泻火
解毒的功效，主治泻
痢、黄疸、心悸不宁、
牙痛、湿疮等症。

黄连

第二卷　上品药材

络石

别名 石龙藤、耐冬、白花藤、络石藤、悬石

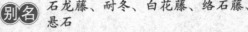

原文

络石，味苦，温。主风热死肌；痈伤，口干舌焦，痈肿不消；喉舌肿，水浆不下。久服轻身明目，润泽好颜色，不老延年。一名石鲮。生川谷。

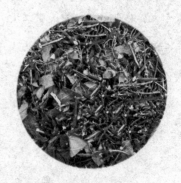

译文

络石，味苦，性温。主治风热灼伤、肌肉麻木；外伤导致的痈肿；口干舌燥，痈肿不能消散；喉咙口腔肿痛、喉舌肿胀，汤水不能下咽。长期服用能够使身体轻巧，肌肤润泽，容光焕发，延年益寿。又叫石鲮。生长于两山之间有流水的高坡土地上。

络石藤（药材）

品名释义

络石为常绿藤本植物，长有气生根，常攀缘在树木、岩石、墙垣上生长。常见栽培的还有花叶络石，叶上有白色或乳黄斑点，并带有红晕；小叶络石，叶小狭披针形。

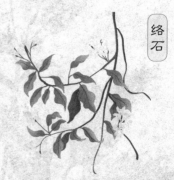

络石

生境分布

络石喜半阴湿润的环境，耐旱也耐湿，对土壤要求不严，以排水良好的砂壤土最为适宜，主要分布于山东、安徽、江苏、浙江等地。

对症下药

小便白浊

络石、人参、茯苓各二两，龙骨（煅）一两，共研为末。每服二钱，空心服，

米汤送下。一天服二次。

症状二

喉痹肿塞，喘息不通

络石草一两，加水一升，煎成一大碗，细细饮下。

症状三

痈疽热痛

络石茎叶一两，洗净晒干。皂荚刺一两，新瓦上炒黄。甘草节半两，大栝楼一个（取仁，炒香），乳香、没药各三钱。各药混合后，每取二钱，加水一碗、酒半碗，慢火煎成一碗，温服。

蒺藜子

别名 白蒺藜、屈人、旁通、止行、豺羽、升推

蒺藜子

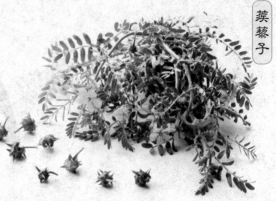

原文

蒺藜子，味苦，温。主恶血，破症结积聚，喉痹，乳难。久服长肌肉，明目，轻身。一名旁通，一名屈人，一名止行，一名豺羽，一名升推。生平泽，或道旁。

译文

蒺藜子，味苦，性温。主治淤滞死血，能破除症瘕淤积；还能治喉痹肿痛、女子难产。长期服用能够增长肌肉，使眼睛明亮，身体轻巧。又叫旁通、屈人、止行、豺羽、升推。生长于水草丛杂的平地或道路两旁。

品名释义

蒺藜子为蒺藜科植物蒺藜的果实，一年生匍匐草本，多分枝，全株有柔毛。秋季果实成熟时，割取全株，晒干，打下果实，除去杂质。

生境分布 ····

蒺藜生长于田野、路旁及河边草丛,各地均有分布,主要分布于河南、河北、山东、安徽、江苏、四川、山西、陕西等地。

 对症下药 ····

— 症 状 一 —

腰脊痛

将蒺藜子捣成末,加蜜做成丸子,如胡豆大,每服二丸,酒送下。一天服三次。

— 症 状 二 —

通身浮肿

用杜蒺藜每日煎汤洗。

— 症 状 三 —

大便风秘

蒺藜子(炒)一两、猪牙皂荚(去皮、酥炙)五钱,共研为末。每服一钱,盐茶汤送下。

— 症 状 四 —

月经不通

用杜蒺藜、当归,等份为末。每服三钱,米汤送下。

— 症 状 五 —

难产

蒺藜子、贝母各四两,共研为末,米汤冲服三钱。过一会儿如仍不下,可再次服药。

— 症 状 六 —

蛔虫病

将初秋采集的蒺藜子,阴干收存。每服一匙,一天服三次。

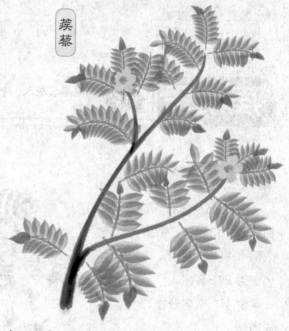

蒺藜

边学边用神农本草经

黄芪

别名 黄耆、绵黄耆、绵芪、绵黄芪、百本、独根、二人抬

原 文

黄芪，味甘，微温。主痈疽久败疮，排脓止痛；大风癞疾，五痔鼠瘘；补虚，小儿百病。一名戴糁。生山谷。

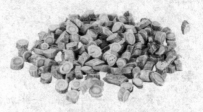

黄芪（药材）

译 文

黄芪，味甘，性微温。主治长期痈疽形成的破损伤烂，能够排脓止痛；并能治疗严重风邪所致的皮肤病、各种痔疮以及鼠瘘；具有补虚损及治疗多种小儿疾病的功效。又叫戴糁。生长于山中的深谷处。

品名释义

黄芪为多年生草本，株高1米左右，为名贵中药材。其主根肥厚，木质，常分枝，颜色呈灰白色。茎直立，上部有分枝，有细棱，覆盖着白色的柔毛。羽状复叶，总状花序稍密，总花梗与叶长相等或相近，到果期时则显著伸长。因其巨大的药用价值，黄芪年消耗量十分庞大。而药用部分是根，一旦根部被刨取，整个植株不再存活。黄芪的野生资源在大量采挖的情况下日渐稀少，为此确定该植物为国家三级保护植物。

生境分布

黄芪生长于林缘、灌丛或疏林下，分布于我国华北、东北、内蒙古和西北等地。

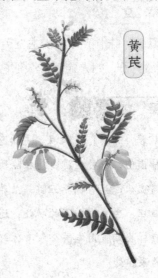

黄芪

对症下药

— 症 状 —

小便不通

用黄芪二钱，加水二碗，煎成一碗，温服。小儿减半。

第二卷 上品药材

酒疸黄疾

用黄芪二两、木兰一两，共研细。每服少许。一天服三次，酒送下。

白浊

用盐炒黄芪半两、茯苓一两，共研细。每服一钱。

萎黄焦渴

黄芪六两，一半生焙，一半加盐水在饭上蒸熟；另用甘草一两，也是一半生用，一半炙黄。二药共研细。每服二钱，一天两次。也可以煎服。

老人便秘

用黄芪、陈皮各半两，研细。另用大麻子一合，捣烂，加水揉出浆汁，煎至半干，调入白蜜一匙，再煮过，把黄芪、陈皮末加入调匀服下。两服可通便。可以常服。

肉苁蓉

别名 肉松蓉、纵蓉、地精、金笋、大芸

原文

肉苁蓉，味甘，微温。主五劳七伤，补中，除茎中寒热痛，养五脏，强阴，益精气，多子，妇人症瘕。久服轻身。生山谷。

译文

肉苁蓉，味甘，性微温。主治身体的五种劳损七种损伤，以补内脏，能祛除阴茎发寒发热的疼痛症状；具有调养五脏，益养阴精，使人精气强旺、生育力增强的功效；还可以治疗妇女症瘕。长期服用能够令人身体轻巧。生长于山中的深谷处。

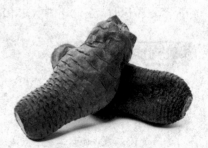

肉苁蓉（药材）

品名释义

　　肉苁蓉，也叫沙漠人参，多年生寄生草本植物，寄生于藜科植物梭梭（盐木）的根上，是世界濒危保护植物。其植株高大，一般高 0.4~1.6 米，大部分地下生。茎不分枝或自基部分，叶宽卵形或三角状卵形，花序穗状，花萼钟状，花冠筒状钟形，种子椭圆形或近卵形。花期为 5~6 月，果期为 6~8 月。肉苁蓉是名贵的中药材，有一定的经济价值。它也是古地中海残遗植物，对研究亚洲中部荒漠植物区系具有一定的科学价值。

生境分布

　　肉苁蓉生长于湖边、沙地梭梭林中，分布于内蒙古、甘肃、新疆、青海等地。

对症下药

—— 症 状 一 ——

劳伤，精败面黑

　　用肉苁蓉四两，水煮烂，切薄研细，炖羊肉吃。

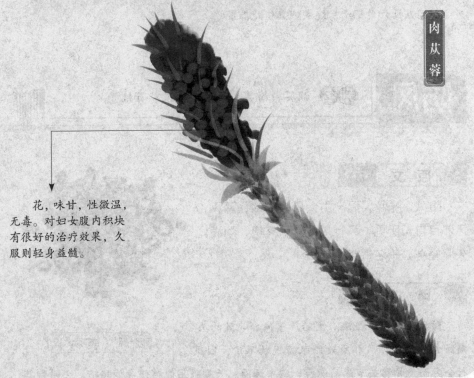

肉苁蓉

　　花，味甘，性微温，无毒。对妇女腹内积块有很好的治疗效果，久服则轻身益髓。

肾虚白浊

肉苁蓉、鹿茸、山药、白茯苓，等份为末，加米糊做成丸子，如梧子大，每服三十丸，枣汤送下。

汗多便秘

肉苁蓉（酒浸，焙过）二两，沉香末一两，共研为末。加麻子仁汁糊成丸子，如梧子大。每服七八丸。白开水送下。

消中易饥

肉苁蓉、山茱萸、五味子等份，共研为末，加蜜做成丸子，如梧子大。每服二十丸，盐酒送下。

破伤风

将肉苁蓉切片晒干，烧成烟熏伤处，累效。

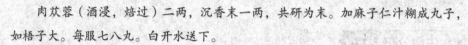

防风

别名 铜芸、茴芸、茴草、屏风、百枝

原文

防风，味甘，温。主大风头眩痛，恶风，风邪目盲无所见，风行周身骨节疼痹，烦满。久服轻身。一名铜芸。生川泽。

译文

防风，味甘，性温。主治严重风邪导致的头痛眩晕、怕风，风邪所致的眼盲视物不清，因风行全身而使骨骼关节疼痛麻痹、胸中烦闷。长期服用能够使身体轻巧。又叫铜芸。

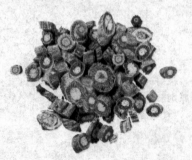

防风（药材）

生长于河流沼泽等水草丛生的地方。

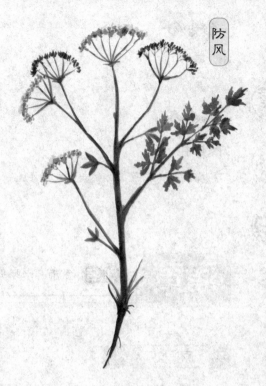
防风

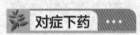 **品名释义**

防风为双子叶植物伞形科防风的干燥根，多年生草本，全体无毛，根粗壮，茎基密生褐色纤维状的叶柄残基。

 生境分布

防风生长于丘陵地带山坡草丛中，或田边，路旁，高山中、下部，分布于东北、内蒙古、河北、山东、河南、陕西、山西、湖南等地。

 对症下药

—— 症状一 ——

自汗不止

防风去掉芦头（按：芦头是指接近根部的叶柄残基），每服二钱，浮麦煎汤送下。又方：防风用面炒过，猪皮煎汤送下。

—— 症状二 ——

盗汗

防风二两、川芎一两、人参半两，共研为末。每服半钱，临睡时服。

—— 症状三 ——

老人便秘

防风、枳壳（麸炒）各一两，甘草半两，共研为末。每服二钱，饭前服，开水送下。

—— 症状四 ——

偏头风与正头风

用防风、白芷，等份为末。每服二三匙。童便五升煎至四升，分两次送药服下。

—— 症状五 ——

破伤风

用天南星、防风，等份为末。每服二三匙。童便五升煎至四升，分两次送药服下。

第二卷 上品药材

小儿解颅

用防风、白及、柏子仁，等份为末，乳汁调涂囟门。一天换药一次。

妇女崩中

将防风（去芦头）灸赤为末，每服一钱，以面糊酒调下。

蒲黄

别名 香蒲、水蜡九、蒲草

原文

蒲黄，味甘，平。主心、腹、膀胱寒热，利小便，止血；消瘀血。久服轻身，益气力，延年神仙。生池泽。

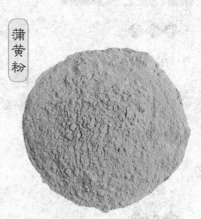

蒲黄粉

译文

蒲黄，味甘，性平。主治心胸、腹、膀胱等部位的发冷或发热，能通利小便，止血，并消除瘀血。长期服用可使人身体轻巧，气力增加，延年益寿似神仙。生长于沟渠沼泽等水草丛生处。

品名释义

蒲黄为香蒲科植物水烛香蒲的花粉，是沼泽多年生草本植物。夏季采收蒲棒上部的黄色雄花序，晒干后碾轧，筛取花粉。

生境分布

香蒲生长于池塘、沼泽、浅水中，分布几乎遍及全国。

对症下药

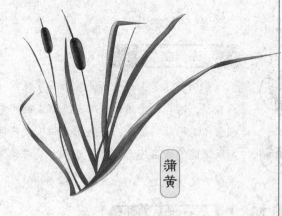

蒲黄

治妇人月候过多，血伤漏下不止

　　蒲黄三两（微炒），龙骨二两半，艾叶一两。上三味，捣罗为末，炼蜜和丸，梧桐子大。每服二十丸，煎米饮下，艾汤下亦得，日再。

治产后血不下

　　蒲黄三两，水三升，煎取一升，顿服。

治产后心腹痛欲死

　　蒲黄（炒香）、五灵脂（酒研，淘去砂土）各等份。为末，先用酽醋，调二钱，熬成膏，加水一盏，煎至七分，食前热服。

治吐血、唾血

　　蒲黄一两。捣为散，每服三钱，温酒或冷水调。

症状五

鼻衄经久不止

　　蒲黄二、三两，石榴花一两（末）。上药，和研为散，每服以新汲水调下一钱。

续断

别名　接骨草、南草、鼓锤草、和尚头

原文

　　续断，味苦，微温。主伤寒，补不足，金疮痈伤，折跌，续筋骨；妇人乳难。

久服益气力。一名龙豆，一名属折。生山谷。

续断，味苦，性微温。主治伤于风寒；能够补益虚损，治疗被金属创伤而感染形成的痈疮、跌打损伤，能够续接筋骨，还能治疗妇人生产困难。长期服用能够增益气力。又叫龙豆、属折。生长于山中的深谷处。

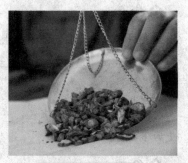

续断（药材）

品名释义

续断为川续断科植物川续断的干燥根，多年生草本植物。秋季采挖，除去根头及须根，用微火烘至半干，堆置"发汗"至内部变绿色时再烘干。

生境分布

续断耐寒，忌高温，喜欢较凉爽湿润的生长环境，在土层深厚、肥沃、疏松的土壤中长势良好，主要分布于云南、四川、贵州等地。

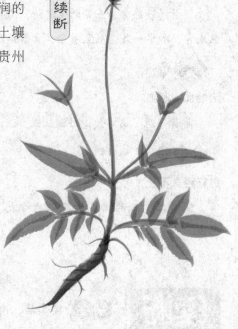

续断

对症下药

症状一

妊娠胎动

川续断（酒浸）、杜仲（姜汁炒，去丝）各二两，等份为末，加煮烂了的枣肉，和成丸子，如梧子大。每服三十丸，米汤送下。

症状二

产后诸疾

用续断皮一把，加水三升煎成二升，分三次服。

症状三

打伤，闪了骨节

加续断叶捣烂敷伤处。

边学边用神农本草经

天名精

别名 天蔓菁、天门精、玉门精、蟾蜍兰

原 文

天名精，味甘，寒。主瘀血、血瘕欲死。下血，止血，利小便。久服轻身耐老。一名麦句姜，一名蝦蟆兰。一名豕首。生川泽。

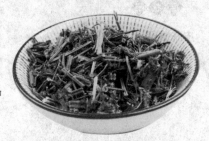

天名精（药材）

译 文

天名精，味甘，性寒。主治瘀血之血瘕将终结散尽时的下部出血，具有止血、通利小便的作用。长期服用能够令人身体轻巧，延缓衰老。又叫麦句姜、蛤蟆蓝、豕首。生长于河边沼泽等水草丛生处。

品名释义

天名精为多年生草本植物，茎直立，上部多分枝，密生短柔毛，下部几乎无毛。叶互生，总苞钟状球形，花黄色，瘦果为条形。花期6～8月，果期9～10月。该物种为中国植物图谱数据库收录的有毒植物，其毒性为全草有小毒，对人皮肤能引起过敏性皮炎、疮疹；动物试验有中枢麻痹作用。

生境分布

天名精生长于山坡、路旁或草坪上，我国各地都有分布。

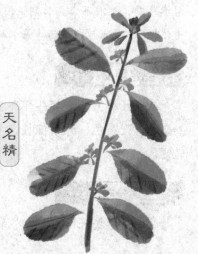

天名精

对症下药

疽作二日后，退毒下脓

黄芪（生用）、连翘各一两，大黄一分（微炒），漏芦一两（有白茸者），甘草半两（生用），沉香一两。上为末，姜、枣汤调下。

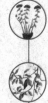

排脓、止痛、生肌

漏芦、连翘、紫花地丁、贝母、金银花、甘草、夏枯草各等份，水煎服。

皮肤瘙痒、风毒、疮疥

漏芦、荆芥、白鲜皮、浮萍、牛膝、当归、蕲蛇、枸杞子各一两，甘草六钱，苦参二两，浸酒蒸饮。

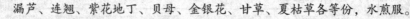

决明子

别名 草决明、羊角豆、假绿豆、马蹄决明

原 文

决明子，味咸，平。主青盲，目淫肤赤白膜，眼赤痛，泪出。久服益精光，轻身。生川泽。

译 文

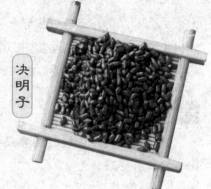

决明子

决明子，味咸，性平。主治眼睛外观正常而看不见东西，眼球上生有红色、白色翳膜，目赤疼痛、流泪不止。长期服用则目光明亮，身体轻巧。生长于河边沼泽等水草丛生处。

品名释义

决明子为豆科一年生草本植物决明或小决明的干燥成熟种子。其植株高1~2米，花黄色，荚果细长，为四棱柱形；幼年时期的决明植株较小，荚果较短。

生境分布

决明常生长于村边、路旁和旷野等处，主要分布于长江以南地区。

边学边用神农本草经

对症下药 ...

 症状一

多年失明

　　用决明子二升研为末，每服一匙，饭后服，稀粥送下。

 症状二

青盲、雀目

　　用决明一程式、地肤子五两，共研为末，加米汤做成丸子，如梧子大，每服二三十丸，米汤送下。

 症状三

眼睛红肿

　　将决明子炒过，研细，加茶调匀敷太阳穴，药干即换，一夜肿消。

 症状四

头风热痛

　　治方同上。

 症状五

鼻血不止

　　用决明子末，加水调交，敷胸口处。

 症状六

癣疮蔓延

　　用决明子一两末，加水银、轻粉少许，研至极细，看不到水银星。擦破癣疮后再敷药。

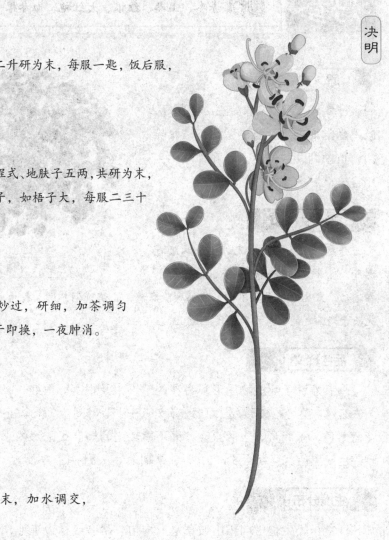

决明

丹参

别名 赤参、山参、红根、大红袍、血参根

原文

　　丹参，味苦，微寒。主心腹邪气，肠鸣幽幽如走水，寒热积聚，破癥除瘕，止烦满，益气。一名郄蝉草。生川谷。

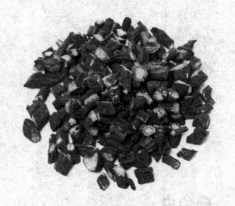

丹参（药材）

译文

　　丹参，味苦，性微寒。主治胸腹有邪气，肠中发出幽幽的声音，好像有水在流动，寒热之气积聚不散，能够破除癥瘕，止消烦闷，增加气力。又叫郄蝉草。生长于两山之间有流水的高坡土地上。

品名释义

　　丹参为双子叶植物唇形科丹参的干燥根及根茎。根细长，圆柱形，外皮为朱红色。茎为四棱形，上面部分有许多分枝。叶对生，轮伞花序顶生兼腋生，花蓝紫色，呈唇形，上唇直立，而下唇较上唇短。长圆形的小坚果，成熟时暗棕色或黑色。花期为 5 ~ 10 月，果期为 6 ~ 11 月。

生境分布

　　丹参一般生长于向阳山坡草丛、沟边、路旁或林边等地，我国大部分地区都有分布。

对症下药

小科下血

　　用丹参十二两，加酒五升，煮成三升。每次温服一升，一日服三次。不能饮酒者，可用水煎服。

寒疝腹痛

用丹参一两，研细。每服二钱，热酒调下。

小儿惊发热

用丹参、雷丸各半两，与猪油二两，同煎几次，去渣，取汁收存。用时，摩汁在儿身。此方称"丹参摩膏"。

乳痈

用丹参、白芷、芍药各二钱，口咬细，醋腌一夜，加猪油半斤，微火煎成膏。去渣，取浓汁敷乳上。

热油烫伤与火伤

用丹参八两，锉碎，加水稍稍调拌，放入羊油二斤中煎过，取以涂伤处。

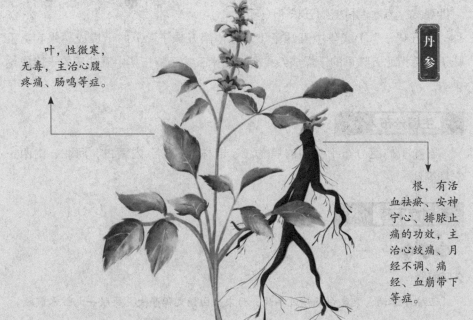

叶，性微寒，无毒，主治心腹疼痛、肠鸣等症。

丹参

根，有活血祛瘀、安神宁心、排脓止痛的功效，主治心绞痛、月经不调、痛经、血崩带下等症。

五味子

原 文

五味子，味酸，温。主益气，咳逆上气，劳伤羸瘦，补不足，强阴，益男子精。一名会及。生山谷。

译 文

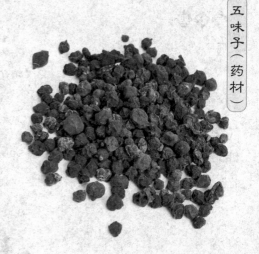

五味子（药材）

五味子，味酸，性温。主要功效为益气，能够治疗咳嗽气喘，身体劳损、形体瘦弱，补诸不足；具有补虚强阴的功效，增益男子精液。又叫会及。生长于山中的深谷处。

品名释义

五味子是多年生落叶藤本，植株可供观赏。为木兰科植物五味子（习称"北五味子"）或华中五味子（习称"南五味子"）的干燥成熟果实。五味子只特指北五味子的干燥成熟果实，而南五味子特指华中五味子的干燥成熟果实。

生境分布

五味子广泛分布于我国的黑龙江、吉林、辽宁、内蒙古、河北、山西、宁夏等地。

对症下药

—— 症 状 ——

久咳肺胀

五味子二两，粟壳白饧炒过半两，为末，白饧丸弹子大。每服一丸，水煎服。

边学边用神农本草经

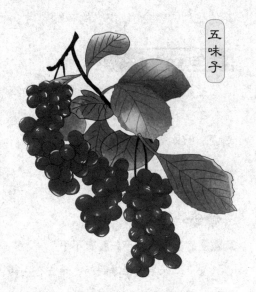

五味子

肾虚遗精

北五味子一斤，洗净，水浸，去核。再以水洗核，取尽余味。通置砂锅中，布过滤，入好冬蜜二斤，炭火慢熬成膏，瓶收五日，出火性。每日空心服一二茶匙，百滚汤下。

症状三

咳嗽并喘

五味子、白矾等份，为末，每服三钱，以生猪肺炙熟，蘸末细嚼，白汤下。

兰草

别名 佩兰、大泽兰、兰泽、燕尾香、香水兰、孩儿菊、千金草、省头草

原文

兰草，味辛，平。主利水道，杀蛊毒，辟不祥。久服益气，轻身，不老，通神明。一名水香。生池泽。

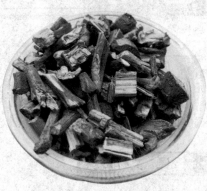

兰草（药材）

译文

兰草，味辛，性平。主要功效是通利水道，能够杀灭蛊毒，消除不祥。长期服用能够增添气力，令人身体轻巧，延缓衰老，使神志通明。又叫水香。生长于沟渠沼泽等水草丛生处。

品名释义

兰草即兰花，兰花的品种有很多，据不完全统计，全世界有4万多个兰

花的品种,其中比较出名的有蝴蝶兰、蕙兰等。

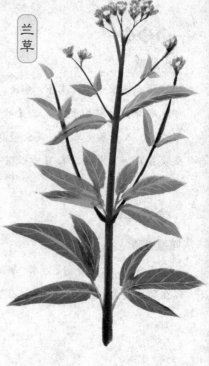

兰草

生境分布

兰草大多为人工栽培,野生的比较罕见,多分布于我国山东、江苏、浙江、江西、湖北、湖南、云南等地。

对症下药

—— 症状 ——

胸藏痰癖,惊魇,产妇胎衣不下

女青二两半,兰草一两,白百合一两,丹砂(研)一两,犀角(镑)半两,马先蒿半两,皂角(酥炙,去皮、子)半两,蔺茹半两,巴豆十粒(去皮、心,炒,压去油,研)。

上除别研外,捣为末,炼蜜为丸,如绿豆大。每服七九,夜半冷茶清送下。

蛇床子

别名 蛇米、蛇粟、蛇床仁、蛇床实

原文

蛇床子,味苦,平。主妇人阴中肿痛,男子阴痿湿痒,除痹气,利关节,癫痫,恶疮。久服轻身。一名蛇米。生川谷及田野。

译文

蛇床子,味苦,性平。主治妇女阴部内肿痛,男子阴痿,阴部湿痒;能够逐除痹气,通利关节;还可以治疗癫痫、恶疮。长期服用能使身体轻巧。又叫蛇米。生长于两山之间有流水的高坡土地上及田野上。

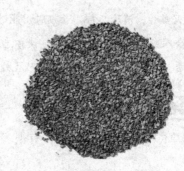

蛇床子

品名释义

蛇床子，一年生草本植物，为伞形科植物蛇床的干燥成熟果实。夏、秋二季果实成熟时采收，除去杂质，晒干。为双悬果，椭圆形，表面灰黄色或灰褐色，果皮松脆易脱落，种子细小。

生境分布

蛇床多生长在山川河谷及田野的潮湿地带，主要分布于河北、浙江、江苏、四川等地。

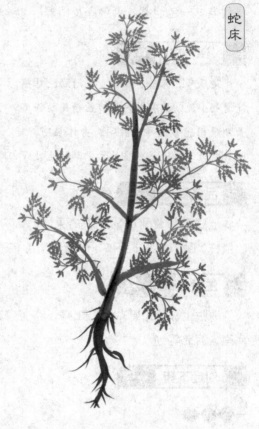

蛇床

对症下药

阳事不起

蛇床子、五味子、菟丝子，等份为末，加炼蜜做成丸子，如梧子大。每服三十九，温酒送下。一天服三次。

赤白带下，月经不来

蛇床子、桔白矾，等份为末，加醋、面和成丸子，如弹子大，胭脂为衣，棉裹后纳入阴道中。一天换药一次。

妇女阴部奇痒

蛇床子一两、白矾二钱，煎汤常洗。

产后阴脱

用布包蛇床子蒸熟后熨患处。又方：蛇床子五两、乌梅十四个，煎水洗。一天洗五至六次。此方亦治妇女阴痛。

男子阴肿、胀痛

将蛇床子研为末，加鸡蛋黄调匀敷患处。

第二卷　上品药材

地肤子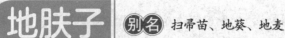

别名 扫帚苗、地葵、地麦

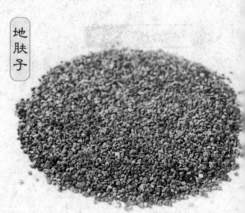
地肤子

原 文 ....

地肤子，味苦，寒。主膀胱热，利小便，补中益精气。久服耳目聪明，轻身耐老。一名地葵。生平泽及田野。

译 文 ....

地肤子，味苦，性寒。主治膀胱结热，能通利小便，具有补内脏、益精气的作用。长期服用能够使耳聪目明，身体轻巧，延缓衰老。又叫地葵。生长于水草丛生处或田野上。

品名释义 ....

地肤子为藜科植物地肤的果实，为一年生草本植物。秋季果实成熟时采收植株，晒干，打下果实。干燥果实为扁圆形，呈五星状，为灰绿色或浅棕色。

生境分布 ....

地肤生长于山野荒地、田野、路旁或庭园栽培，主要分布于江苏、山东、河南、河北等地。

对症下药 ....

风热赤眼

用地肤子一升（焙）、生地半斤取汁，共用饼，晒干，研细。每服三钱，空心服，酒送下。

目痛、眯目

用地肤子榨汁点眼。

边学边用神农本草经

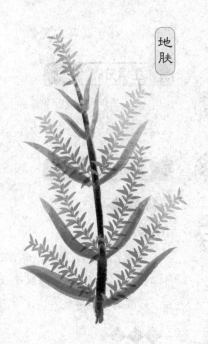

地肤

雷头风

用地肤子同生姜研烂，热酒冲服汗出即愈。

疝气

用地肤子炒后研细。每服一钱，酒送下。

血痢不止

用地肤子五两，地榆、黄芩各一两，共研为末。每服一匙，温水调下。

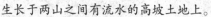

景天

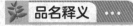

别名 慎火、戒火、救火、辟火

原文

景天，味苦，平。主大热，火疮，身热烦，邪恶气。花，主女人漏下赤白；轻身，明目。一名戒火，一名慎火。生川谷。

译文

景天，味苦，性平。主治热毒高烧、火烧伤所致的火疮、身体燥热烦闷，能祛除邪恶之气。它的花，主治妇女的赤白带下；具有轻身、明目的功效。又叫戒火、慎火。生长于两山之间有流水的高坡土地上。

品名释义

景天为景天科景天属植物，以全草入药，根为圆锥形，表面粗糙，密生细根。茎圆柱形，呈淡黄绿色、淡紫色或黑棕色。叶以对生居多，无柄。全年可采，多鲜用。多年生肉质草本植物，叶长椭

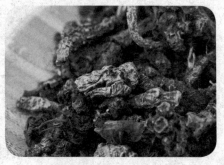

景天（药材）

圆形，白绿色，花白色带红，供观赏。

 生境分布 ...

　　景天原产北温带和热带地区，多为庭园栽培，野生的常生长于山坡草地以及沟渠边，分布于河北、山西、安徽、浙江、湖北、四川、云南及东北等地。

 对症下药 ...

—— 症 状 — ——

小儿惊风

　　用景天（干）半两，麻黄、丹参、白术各二钱半，共研为末。每服半钱，浆水调服。三、四岁的小儿可服一钱。

—— 症 状 二 ——

婴儿风疹及疮毒

　　用景天苗叶五两和盐三两，同研细，绞取汁，以热手抹涂。一天两次。

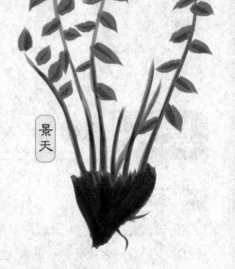

景天

—— 症 状 三 ——

热毒丹疮

　　用景天捣汁涂搽。一昼夜宜搽一二十次。

—— 症 状 四 ——

眼中生翳，涩痛难开

　　用景天捣汁，一天点三、五次。

茵陈蒿

别名 因尘、马先、茵陈、臭蒿

 原文 ...

　　茵陈蒿，味苦，平。主风湿，寒热邪气，热结黄疸。久服轻身益气，耐老。生丘陵阪岸上。

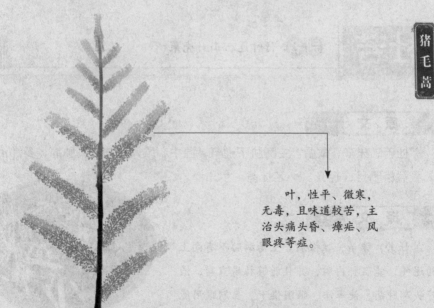

译 文

茵陈蒿，味苦，性平。主治风湿和寒热的邪气，湿热郁结导致的黄疸病。长期服用能够使身体轻巧，增添气力，延缓衰老。生长于大小土丘或坟地、高坡上。

品名释义

茵陈蒿为菊科植物茵陈蒿的幼嫩茎叶，多年生草本植物。春季幼苗高约三寸时采收，除去杂质，去净泥土，晒干。本品多揉成团状，极为绵软，灰绿色，密被白毛，分枝很细。

茵陈蒿（药材）

生境分布

茵陈蒿多生长于山坡、河岸、沙砾地。我国大部分地区均有分布。

对症下药

—症状一—

大热黄疸

将茵陈切细煮汤服。生食亦可，亦治伤寒头痛、风热瘴疟，利小便。

叶，性平、微寒，无毒，且味道较苦，主治头痛头昏、瘴疟、风眼疼等症。

猪毛蒿

遍身风痒

用茵陈煮浓汤洗浴即愈。

疬疡风病

用茵陈蒿两把，加水一斗五程式，煮成七升，先以皂荚汤洗，再以茵陈汤洗。隔一天洗一次。

风疾挛急

用茵陈蒿一斤、秫米一石、面三斤，和匀照常法酿酒，每日饮服。

遍身黄疸

用茵陈蒿一把，同生姜一块捣烂，每日擦胸前和四肢。

眼热红肿

茵陈蒿、车前子等份，煎汤，以细茶调服数次。

杜若

别名 竹叶莲、山竹壳菜

原文

杜若，味辛，微温。主胸胁下逆气，温中，风入脑户，头肿痛，多涕泪出。久服益精明目，轻身。一名杜蘅。生川泽。

译文

杜若，味辛，性微温。主治胸胁下有向上的逆气，能温补内脏，并且能够祛风宣窍，治疗头部肿痛，使鼻涕、眼泪俱下。长期服用能够补益精气，增强视力，使身体轻巧。又叫杜蘅。

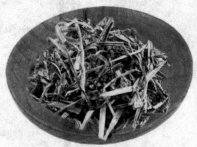

杜若（药材）

生长于河流、池泽等水草丛生处。

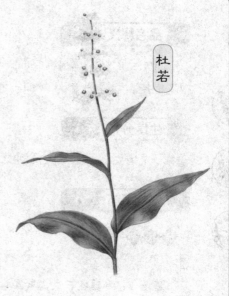

杜若

品名释义

杜若为多年生直立或上升草本，有细长的横走根茎。叶集于茎顶，表面粗糙，生有细毛。

生境分布

杜若喜阴湿，生长于山谷林下，分布于安徽南部、湖北西南部、浙江、江西、湖南、重庆、贵州、福建、广东北部、广西等地。

对症下药

—— 症 状 ——

霍乱

杜若、藿香、白术、橘皮、干姜、木香、人参、厚朴、瞿麦、桂心、薄荷、女萎、茴香、吴茱萸、鸡舌香各等份。上为末，以蜜为丸，如梧桐子大。每服二十九，以酒送下。

石龙刍

别名 胡须草、龙修、草续断、龙珠、龙木

原文

石龙刍，味苦，微寒。主胸腹邪气，小便不利，淋闭，风湿，鬼疰，恶毒。久服补虚羸，轻身，耳目聪明，延年。一名龙须，一名草续断，一名龙珠。生山谷。

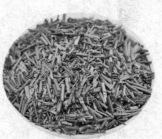

译文

石龙刍（药材）

石龙刍，味苦，性微寒。主治胸腹内有邪气，从而导致的小便不利，形成癃闭；能够治疗风湿、鬼疰、恶毒等症。长期服用能够补益羸弱身体，使身体轻巧，耳聪目明，延年益寿。又叫龙须、草续断、龙珠。生长于山中的深谷处。

第二卷　上品药材

品名释义 ••••

石龙刍为灯心草科植物石龙刍的全草。多年生草本植物，高度达1米以上，根茎横走，茎呈圆筒状，细长。

 生境分布 ••••

石龙刍生长于水田中及潮湿地区，主要分布于广西、浙江等地。

 对症下药 ••••

——症状一——

通淋

石龙刍、木通各三钱，车前草、甘草各二钱。煎服。

——症状二——

小儿夜啼

石龙刍（干草），烧灰涂乳上饲小儿。

——症状三——

牙痛

石龙刍三钱，煎服。

 石龙刍

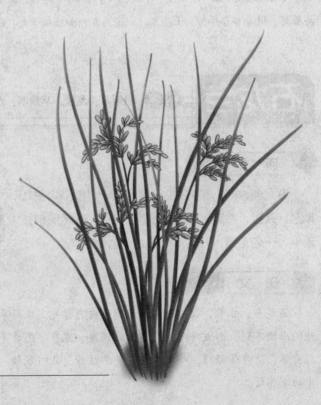

根，味微苦，性凉。有行气、止痛、利水、清凉解毒等功效，主治衄血、热郁气胀、腹痛、小便不利等症。

王不留行

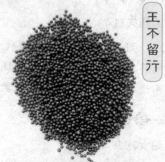

王不留行

原文

王不留行，味苦，平。主金疮止血，逐痛出刺；除风痹，内寒。久服轻身耐老增寿。生山谷。

译文

王不留行，味苦，性平。主治金属创伤有瘀血，能消除疼痛，具有拔刺的功效；并能祛除风痹，治疗内寒。长期服用能使身体轻巧，延年益寿。生长于山中的深谷处。

品名释义

王不留行为双子叶植物麦蓝菜的干燥成熟种子。呈球形，表面黑色，少数红棕色，略有光泽，有细密颗粒状突起，另有一浅色圆点状肿脐及一浅沟。质坚硬，断面灰白色，角质样。无臭，味微涩苦。夏季果实成熟，果皮尚未裂开时，割取全株，晒干，使果实自然开裂，然后打下种子，除去杂质，再晒至足干，置干燥处，以备生用或炒用。

生境分布

王不留行生长于山地、路旁及田间，除华南外，全国各地均有分布，主要分布于河北。

对症下药

— 症 状 —

鼻血不止

用王不留行连茎、叶阴干，煎成浓汁温服。

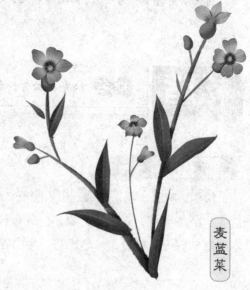

第二卷 上品药材

麦蓝菜

大便后下血

将王不留行研为末，每服一钱，水送下。

刀伤失血

用王不留行十分，蒴藋叶十分，桑根白皮十分，川椒三分，甘草十分，黄芩、干姜、芍药、厚朴各二分，前三味烧存性，后六味研为末。两组和匀，治大伤。每服一匙，水送下；治小伤，只需用末敷伤处即可。妇女产后亦可服用。

妇女乳少

用王不留行、穿山甲（炮）、龙骨、瞿麦穗、麦门冬，等份为末。每服一钱，热酒调下，服药后再吃猪蹄汤，并一日数次用木梳梳乳房，助乳汁流出。

痈疽诸疮

用王不留行、桃枝、茱萸根皮各五两，蛇床子、牡荆子、苦竹叶、蒺藜子各三程式，大麻子一升，以水二头号半，煮取一斗，多次洗患处。

疔肿初起

用王不留行子研为一末，加蟾蜍和丸，如黍米大。每服一丸，酒送下。汗出即愈。

松脂

别名 松香、松膏、松胶、松液、松肪

原文

松脂，味苦，温。主痈、疽、恶疮、头疡、白秃、疥瘙风气；安五脏，除热。久服轻身，不老延年。一名松膏，一名松肪。生山谷。

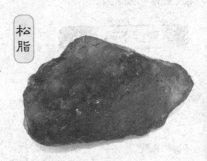

松脂

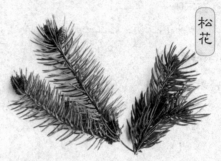
松花

译文

松脂，味苦，性温。主治痈、疽、恶疮、头部生疮溃疡、白秃病、疥疮瘙痒有风邪，具有安定五脏、祛除热邪的作用。长期服用能够使身体轻巧，延缓衰老，益寿延年。又叫松膏、松肪。生长于山中的深谷处。

品名释义

松脂为割开松树树体后流出来的含油树脂，主要由萜烃化合物组成。刚流出的松脂是无色透明的油状液体，暴露在空气中后随萜烃化合物的逐渐挥发而变稠，最后成为白色或黄色的固态物质——毛松香。松脂是制造松香和松节油的原料。

生境分布

我国松树种类多，分布广，如分布于华北、西北地区的油松、樟子松、黑松和赤松，分布于华中地区的马尾松、黄山松、高山松，分布于秦巴山区的巴山松。

对症下药

关节酸疼

松脂三十斤，炼五十遍，每取三升，和炼酥三升，搅稠。每天清晨空心服一匙。一天服二次。服药期间，以面食为好。忌食血腥、生冷、酸物。百日病愈。

肝虚目泪

炼过的松脂一斤、米二斗、水七斗、曲二斗，造酒频饮。

妇女白带

松香五两、酒二升，煮干，捣烂，加酒、糊做成丸子，如梧子大。每服百丸，温酒送下。

风虫牙痛

把松脂在滚水中泡化，漱口，痛即止。

久聋不听

炼松脂三两，巴豆一两，和捣成丸，薄棉裹定塞耳中，一天二次。

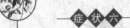

疥癣湿疮

将松香研为末，加轻粉少许，先以油涂疮上，再撒上药末。几次即见效。

槐实

别名 槐角

原文

槐实，味苦，寒。主五内邪气热，止涎唾，补绝伤；五痔，火疮；妇人乳瘕，子脏急痛。生平泽。

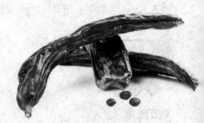

槐实（药材）

译文

槐实，味苦，性寒。主治五脏内的热邪之气，能消止涎唾，续补极度损伤；治疗五种痔疮、火伤成疮、妇女乳房结块及子宫急痛。生长于水草丛生的平地处。

品名释义

槐实为豆科落叶乔木槐树的成熟果实。槐树的花蕾称为槐花，性味功效类似于槐实，可以相互作用。槐实一般在冬季采收，然后除去杂质，进行干燥存储。

生境分布

槐在我国分布较广，南北方均可生长，尤其在黄土高原以及华北平原最为常见，主要在河南、天津、河北、山东、陕西、山西、江苏、安徽、辽宁、甘肃等地生长，主要集中于天津、北京市郊。

对症下药

—— 症 状 一 ——

肠风泻血

　　槐角（去梗，炒）一两，地榆、当归（酒焙）、防风、黄芩、枳壳（麸炒）各半两，共研为末，加酒、糊做成丸子，如梧子大。每服五十丸，米汤送下。

—— 症 状 二 ——

大肠脱肛

　　用槐实、槐花等份，炒为末，蘸羊血炙熟吃（用猪肾去皮蘸末炙熟吃亦可），以酒关下。

—— 症 状 三 ——

内痔、外痔

　　用槐角一半，捣成汁，晒浓，取地胆为末，同煎成丸，如梧子大。每服十丸，水送下。做丸时，也作成挺子，纳肛门内。地胆末可用苦参末代替。

—— 症 状 四 ——

目热昏暗

　　槐角、黄连各二两，共研为末，加蜜做成丸子，如梧子大。每服二十九，浆水送下。每天二次。

枸杞

别名 苟起子、地骨、杞子、枸忌

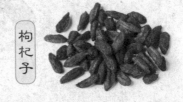

原文

　　枸杞，味苦，寒。主五内邪气，热中消渴，周痹。久服坚筋骨，轻身不老。一名杞根，一名地骨，一名枸忌，一名地辅。生平泽。

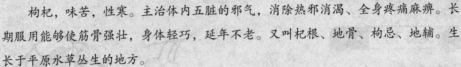

枸杞，味苦，性寒。主治体内五脏的邪气，消除热邪消渴、全身疼痛麻痹。长期服用能够使筋骨强壮，身体轻巧，延年不老。又叫杞根、地骨、枸忌、地辅。生长于平原水草丛生的地方。

品名释义

枸杞为茄科植物枸杞的成熟果实。夏、秋果实成熟时采摘，除去果柄，置阴凉处晾至果皮起皱纹后，再暴晒至外皮干硬、果肉柔软即得。遇阴雨可用微火烘干。

生境分布

枸杞常生长于沟崖、山坡、地埂或水渠边处，主要分布于华北、西北等地，其中宁夏中宁县在气温、土壤等各方面条件良好，是枸杞的主产区。

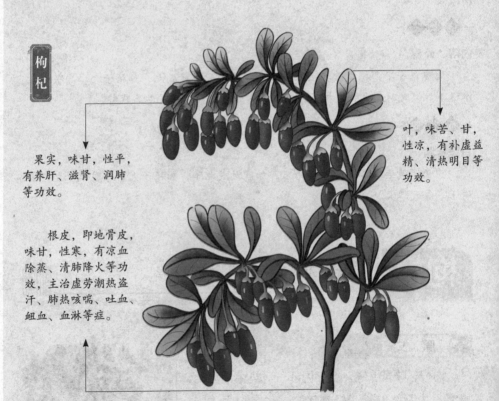

枸杞

果实，味甘，性平，有养肝、滋肾、润肺等功效。

叶，味苦、甘，性凉，有补虚益精、清热明目等功效。

根皮，即地骨皮，味甘，性寒，有凉血除蒸、清肺降火等功效，主治虚劳潮热盗汗、肺热咳喘、吐血、衄血、血淋等症。

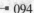

对症下药

肾经虚损，眼目昏花

用枸杞子一斤，好酒润透。分作四份：一份用蜀椒一两炒，一份用小茴香一两炒，一份用芝麻一两炒，一份用川楝肉一两炒。炒后拣出枸杞，加熟地黄、白术、白茯苓各一两，共研为末，加炼蜜做成丸子，每天服适量。

壮筋骨，补精髓

用枸杞根、生地黄、甘菊花各一斤，捣碎，加水一石，煮取汁五斗，以汁炊糯米五斗，拌入细曲，照常法酿酒，待熟澄清，每日饮三碗。

骨蒸烦热

用地骨皮二两、防风一两、甘草（炙）半两，和匀后，每取五钱，加生姜五片，水煎服。

肾虚腰痛

用枸杞根、杜仲、萆薢和一斤，好酒三斗浸泡，蜜封土罐中再放锅内煮一天，常取饮服。

赤眼肿痛

用地骨皮三斤，加水三斗，煮成三升，去渣，放进盐一两，再煮成二程式，频用洗眼和点眼。

茯苓

 别名 云苓、茯灵、茯菟

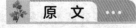

原文

茯苓，味甘，平。主胸胁逆气，忧恚，惊邪恐悸，心下结痛，寒热烦满，咳逆，口焦舌干，利小便。久服安魂养神，不饥延年。一名茯菟。生山谷。

译文

　　茯苓，味甘，性平。主治忧郁导致的胸胁气逆上行，因受到惊吓而产生的恐慌心悸，心下胃脘部的聚积疼痛，身体恶寒发热，心中烦满郁闷，咳嗽气逆，口干舌燥；能够通利小便。长期服用能够安魂养神，使人没有饥饿感，延年益寿。又叫茯菟。生长于山中的深谷处。

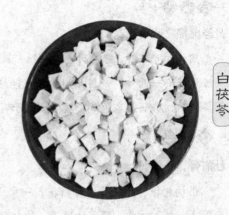

白茯苓

品名释义

　　茯苓为多孔菌科真菌茯苓的干燥菌核，多寄生于马尾松或赤松的根部。秋春间采挖，栽培品一般在接种后三年采挖。洗净，热草，逐层铺叠，最上盖以厚麻袋，使其发汗，析出水分。取出，将水珠擦去，摊放阴凉处，待表面干燥后再发汗，如此反复 3~4 次至表面皱缩，皮色变为褐色，再置阴凉处晾至半干，分部切制，阴干，生用。

生境分布

　　茯苓分布于河北、河南、山东、安徽、浙江、福建、广东、广西、湖南、湖北、四川、贵州、云南、山西等地，其中安徽、云南、湖北为主要分布地。

对症下药

心神不定，恍惚健忘

　　茯苓二两（去皮），沉香半两，共研为末，加炼蜜做成丸子，如小豆大。每服三十九，饭后服，人参汤送下。

虚滑遗精

　　白茯苓二两，缩砂仁一两，共研为末，加盐二钱，将瘦羊肉切薄片蘸药炙熟吃，酒送下。

边学边用神农本草经

浊遗带下

　　用白茯苓（去皮）四两，挖空一处，填入猪苓四钱半，煮开多次，取出晒干，去掉猪苓，研为末，化黄蜡调成丸子如弹子大。每嚼服一丸，空心服，唾液送下。以尿清为度，忌米醋。

小便频多

　　将白茯苓（去皮）、干山药（去皮）放白矾水中渍过，焙干，等份为末。每服二钱，米汤送下。

小便淋沥不禁

　　用白茯苓、赤茯苓，等份为末，加水揉洗去筋，控干，以酒煮地黄汁捣成膏，调为丸子，如梧子大。每嚼一丸，空心服，盐酒送下。

酸枣仁

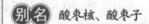

别名 酸枣核、酸枣子

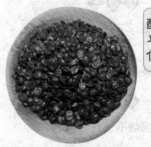

酸枣仁

原文

　　酸枣仁，味酸，平。主心腹寒热，邪结气聚，四肢酸疼，湿痹。久服安五脏，轻身延年。生川泽。

译文

　　酸枣仁，味酸，性平。主治胸腹有寒热邪气凝聚滞留、气不畅行，四肢酸疼的湿痹症。长期服用能够使五脏安宁，身体轻巧，延年益寿。生长于河边池泽的水草丛生处。

品名释义

　　酸枣仁为鼠李科植物酸枣的种子。酸枣是落叶灌木或小乔木，多野生。枝、叶、花的形态与普通枣较为相似，但枝条节间较短，托刺发达，叶小而密，果实也小，果皮厚而光滑，呈紫红或紫褐色，肉薄，味道偏酸，内含一颗或两颗种子，种仁饱满。其适应性比普通枣强。

生境分布

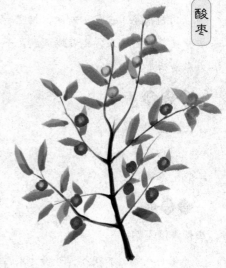

酸枣

酸枣生长于阳坡或干燥瘠土处，常形成灌木丛，分布于吉林、辽宁、河北、山东、山西、陕西、河南、甘肃、新疆、安徽、江苏、浙江、江西、福建、广东、广西、湖南、湖北、四川、云南、贵州等地。

对症下药

症状一

胆风毒气，虚实不调，昏沉多睡

用酸枣仁一两（生用）、蜡茶二两，以生姜汁涂炙微焦为散。每取二钱，加水七分煎至六分，温服。

症状二

心多惊悸

用酸枣仁一两，炒香，捣为散。每服二钱，竹叶汤调下。又方：再加人参一两、辰砂半两、乳香二钱半，调炬蜜做成丸子服下。

症状三

振悸不眠

酸枣仁二升，茯苓、白术、人参、甘草各二两，生姜六两，加水八升，煮成三分，分次服。

症状四

虚烦不眠

酸枣仁二升，知母、干姜、茯苓、芎各二两，甘草（炙）一两，先以水一斗煮枣仁，得汁七程式，再放入其余各药同煮，最后得汁三程式，分次服下。

症状五

骨蒸不眠

酸枣仁一两，加水二碗研绞取汁，下粳米二合煮粥。粥熟后，再下地黄汁一合，煮匀吃下。

边学边用神农本草经

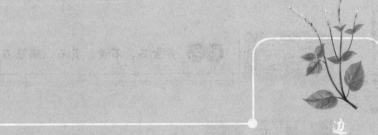

第三卷

中品药材

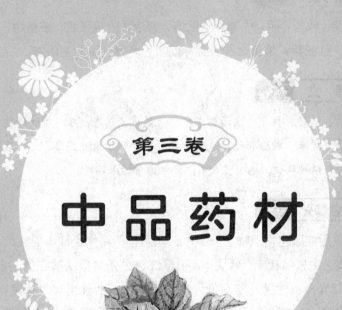

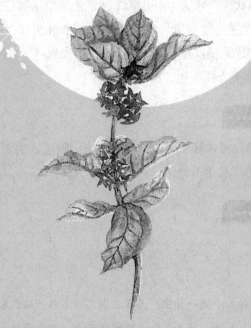

雄黄

原文

雄黄，味苦，平。主寒热，鼠瘘，恶疮，疽痔死肌；杀精物，恶鬼，邪气，百虫毒，胜五兵。炼食之，轻身神仙。一名黄金石。生山谷。

译文

雄黄，味苦，性平。主治伤寒发热，鼠瘘，恶疮，疽、痔致肌肤麻木坏死；能治疗精神失常症，祛除邪气，杀灭虫毒，功效胜于五种兵器。炼制后服用，可使人身体轻巧、精神爽快。也叫黄金石。产于山中的深谷处。

品名释义

雄黄是砷硫化物矿物之一。单斜晶系，单晶体呈细小的柱状、针状，但少见，通常为致密粒状或土状块体。呈橘红色，条痕呈浅橘红色。金刚光泽，断口为树脂光泽。性脆，熔点低。用炭火加热，会冒出有大蒜臭味的白烟。在阳光下久晒，会变成淡橘红色粉末，所以应该避光保存。雄黄与雌黄性状相似，但雌黄为黄色，雄黄为橘红色，不难区分。

生境分布

雄黄产于低温热液矿脉中，以及温泉、火山附近，主要分布于湖南慈利、石门以及贵州郎岱、思南等地。

对症下药

骨蒸发热

用雄黄一两，加入小便一升中。另取方圆尺的石板一块，以炭火烧热，把雄黄尿汁淋在石上，垫上薄毡，令病人解衣顶被坐石上，勿使漏风。几次之后，病状即逐渐减轻。

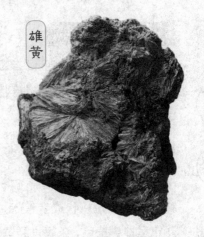
雄黄

伤寒咳逆

用雄黄一钱、酒一杯，同煎，病人趁热嗅其气。

阴部蚀烂，痛痒不已

用雄黄半两烧于瓶中，熏下部，有效。

偏头风

用雄黄、细辛，等份研细。每次取二、三分吹入鼻中，左痛吹右、右痛吹左。

胁下痃癖

用雄黄一两、巴豆五钱，同研细。加白面二两，滴水做成丸子，如梧子大。每服二十四丸，以开过几次再放冷后的水冲服。大便畅通，病即转好。

酒癖

用皂角子大的雄黄六小块、巴豆（连皮油）十五个、蝎子尾巴十五个，共研为末，加面粉五两半，滴水做成丸子，如豌豆大。丸子将干时放于麸中炒香。炒后，取丸子放水里观察。凡是浮在水面的就是好的，收存起来。每服二丸，温酒送下。

雄黄

别名 黄金石、武都仇池黄、昆仑黄、石黄、天阳石、黄石、鸡冠石、砒黄

原文

雄黄，味辛，平。主恶疮，头秃，痂疥；杀毒虫虱，身痒，邪气诸毒。炼之久服轻身，增年不老。生山谷。

译文

雌黄，味辛，性平。主治恶疮、头秃疮、痂疥疮，具有杀灭毒虫虱子、治疗身体瘙痒、祛邪气、解除各种毒性的功效。炼制后长期服用，能够使人身体轻巧，延年益寿。产于山中的深谷处。

品名释义

雌黄是一种单斜晶系矿石，主要成分是三硫化二砷，有剧毒。雌黄单晶体的形状呈短柱状或者板状，集合体的形状呈片状、梳状、土状等。雌黄的颜色呈柠檬黄色，条痕呈鲜黄色，半透明，金刚光泽至油脂光泽，灼烧时熔融，产生青白色的带强烈的蒜臭味的烟雾。

生境分布

雌黄是一种低温热液的矿物，它与雄黄是共生矿物，大多产生于低温热液矿床和硫质火山喷气孔，所以雌黄和雄黄有"矿物鸳鸯"的说法，主要分布于湖南慈利和云南南华等地。

对症下药

心痛吐水，不下饮食

用雌黄二两、醋二斤，慢火煎成膏，加干蒸饼和丸，如梧子大。每服七丸，姜汤送下。

癫抽筋

用雌黄、炒铅丹各一两，共研为末，加麝香少许，在牛乳汁半升中熬成膏，仔细捣匀，做成丸子，如麻子大。每服三、五丸，温水送下。

小便不禁

雌黄一两半，研细。加干姜半两、盐四钱，同炒成黄色，合研为末。再加水和蒸饼，做成丸子，如绿豆大。每服十九至二十九，空心服，盐汤送下。

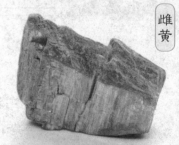

雌黄

癞疮

用雌黄粉加醋和鸡蛋黄调匀，搽疮上。

牛皮顽癣

用雌黄粉加水银粉，调猪油搽患处。

水银
别名 汞

原 文

水银，味辛，寒。主疗疥痂疡，白秃；杀皮肤中虱，堕胎，除热；杀金、银、铜、锡毒；熔化还复为丹，久服神仙不死。生平土。

译 文

水银，味辛，性寒。主治疥疮及形成的瘘疮、痂结疮疡、白秃病；能够杀死皮肤中的虱虫，堕胎，除热毒；还可以杀灭金、银、铜、锡等有毒物质；熔化后能还原为红色。古人误以为长期服用能使人长命百岁。产于平地的土壤中。

品名释义

水银即汞，在各种金属中，汞的熔点是最低的，只有 −38.87℃，也是唯一在常温下呈液态并易流动的金属。晶体汞为菱面体状，相对密度 14.26 ～ 14.4。液体汞相对密度 13.546（20℃），气化点 356.58℃，蒸气有剧毒。它的化学符号来源于拉丁文，原义是"液态银"。

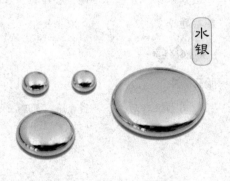

水银

生境分布

汞是自然生成的元素，常见于空气、水和土壤以及食物链（尤其是鱼类）中；但自然界中汞分布量极少，故主要从辰砂矿中炼出。汞矿床主要分布在特提斯—喜马拉雅构造带上，在我国分布于贵州、湖南、四川、云南等地。

对症下药

急惊风

水银半两、生南星一两、麝香半分，共研细，加石脑油，捣成泥，做丸子，如绿豆大。每服一丸，薄荷汤送下。

反胃吐食

黑铅、水银各一钱半，结砂、硫黄各五钱，官桂一钱，共研细，分两次服。一半米汤，一半姜汁，调在一个碗中把药送下。

胆热鼻血

将水银、丹砂、麝香等份，研细，每服半钱，新汲水送下。

胎动

用水银、丹砂各半两，合研匀，加牛膝半两，水五大碗，煎汁。吃药时，还吃半茶匙蜂蜜。

胎死腹中

用水银二两，令产妇吞服，死胎立出。

石膏

原文 ····

石膏，味辛，微寒。主中风寒热，心下逆气，惊喘，口干舌焦不能息，腹中坚痛；除邪鬼，产乳，金疮。生山谷。

译 文 ····

石膏，味辛，性微寒。主治中风引起的身体恶寒发热，心腹间内气逆行，心惊气喘、口干舌燥而呼吸困难，腹部坚硬疼痛；可以驱除邪气恶鬼，还具有催生的功效，能治疗金属利器造成的创伤。产于山中的深谷处。

品名释义 ····

石膏是单斜晶系矿物，可泛指生石膏和硬石膏两种矿物。它的主要化学成分是硫酸钙（$CaSO_4$）水合物，颜色通常是白色或无色，有时因含杂质而成灰、浅黄、浅褐等色，其中无色透明晶体又被称为透石膏。

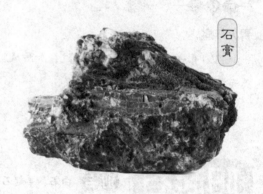

石膏

生境分布 ····

石膏主要产于海湾、盐湖和内陆湖泊形成的沉积岩中。我国石膏矿资源丰富，分布广泛，其中山东石膏矿最多，占全国储量的 65%；内蒙古、青海、湖南等地次之。

对症下药 ····

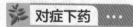

伤寒发狂

用石膏二钱、黄连一钱，共研细。甘草煎汤，冷却送下。

小儿丹毒

用石膏粉一两，调水涂搽。

骨蒸劳

用石膏十两，研细，水调服。每服一茶匙，一天两次。

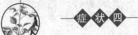

肺热喘嗽

用石膏二两、炙甘草半两，共研为末，每服三钱，生姜蜜汤送下。

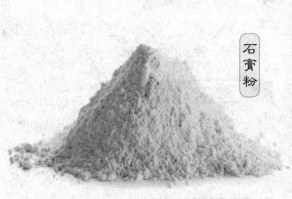

石膏粉

胃火牙痛

用石膏一两，火煅，淡酒淬过，加防风、荆芥、细辛、白芷各五分，共研细。天天擦牙，有效。

阳起石

别名 白石、羊起石、石生、阳石、起阳石

原文

阳起石，味咸而气温。主崩中漏下，破子脏中血，癥瘕结气，寒热腹痛，无子，阴痿不起，补不足。一名白石。生山谷。

译文

阳起石，味咸，性微温。主治妇女非经期阴道出血，消除子宫内的瘀血，消散癥瘕形成的郁结邪气、恶寒发热、腹中疼痛；治疗不孕症、阳痿不举，补身体诸不足。

又叫作白石。产于山中的深谷处。

品名释义

阳起石为硅酸盐类矿物，是透闪石中的镁离子 2% 以上被二价铁离子置换而成的矿物。它也是闪石系列中的一员，这类矿物常被称为闪石石棉。阳起石的晶体为长柱状、针状或毛发样，颜色为带浅绿色的灰色至暗绿色，具玻璃光泽，透明至不透明。晶体的集合体为不规则块状、扁长条状或短柱状，大小不一，呈白色、浅灰白色或淡绿白色，具有丝一样的光泽。比较硬脆，也有的略疏松。折断后的断面不平整，断面可见纤维状或细柱状。

阳起石

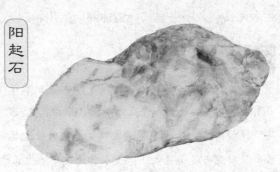

生境分布

阳起石常见于各种变质岩中，分布于全国各地，主要分布于湖北、河南等地。

对症下药

—— 症状一 ——

丹毒肿痒

将阳起石煅后研细，清水调搽。

—— 症状二 ——

滑精

将阳起石煅后研细，加钟乳粉等份，再加酒煮过的附子末，调一点面粉把药合成丸子，如梧子大。每服五十九，空心服，米汤送下。直至病愈为止。

—— 症状三 ——

阳痿阴汗

将阳起石煅后研细，每服二钱，盐酒送下。

干姜

别名 白姜、均姜、干生姜

原 文

干姜，味辛，温。主胸满，咳逆上气，温中止血，出汗，逐风湿痹，肠澼下痢。生者尤良。久服去臭气，通神明。生川谷。

译 文

干姜，味辛，性温。主治胸中烦闷、咳嗽气逆，具有温补中气、使流血停止的功效，并且能使人发汗，逐除风湿痹痛，治疗肠泻痢疾。生姜的疗效尤其好。长期服用能去除恶臭之气，使人神清气爽。生长于两山之间有流水的高坡土地上。

> 干姜

品名释义

干姜为姜科植物姜的干燥根茎。冬季采挖，除去茎叶及须根，洗净晒干或低温干燥，趁鲜切片晒干或低温干燥者称为"干姜片"。

生境分布

干姜分布于全国大部分地区，主要分布于四川、贵州等地。

对症下药

脾胃虚冷，吃不下饭

和白干姜在浆水中煮透，取出焙干，捣为末，加陈米粥做成丸子，如梧子大。每服三十至五十丸，白开水送下。其效极验。

头晕吐逆

用干姜（炮）二钱半、甘草（炒）一钱二分，加水一碗半，煎至五成服下，有效。

边学边用神农本草经

水泻

将干姜(炮)研为末，稀饭送服二钱即愈。

血痢

将干姜烧存性，放冷，研为末。每服一钱，米汤送下。极效。

脾寒疟疾

用干姜、高良姜，等份为末。每服一钱，加水一碗，煎至七成服下。又方：干姜炒黑为末，临发病时，以温酒送服三钱。

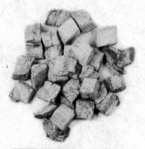

姜

葛根

别名 葛条、甘葛、葛藤

原 文

葛根，味甘，平。主消渴，身大热，呕吐，诸痹，起阴气，解诸毒。葛谷，主下痢十岁已上。一名鸡齐根。生川谷。

译 文

葛根，味甘，性平。主治消渴症、身体严重发热、恶心呕吐，以及各种痹证，能使阴器勃起，解除各种毒素。葛的种子，主治下痢长达十年以上者。又叫鸡齐根。生长于两山之间有流水的高坡土地上。

品名释义

葛根 (根) 外形

葛根为豆科植物野葛或甘葛藤的干燥根。秋、冬季采挖，趁鲜切成厚片或小块，干燥。野葛呈纵切的长方形厚片或小方块，长为 5 ~ 35cm，厚为

0.5～1cm。其外皮颜色为淡棕色，有纵皱纹，粗糙。而切面呈黄白色，纹理不明显。质韧，纤维性强。无臭，味微甜。

生境分布

葛根多生长于山坡草丛、路旁以及疏林中的较阴湿处，在我国辽宁、河北、河南、山东、安徽、江苏、浙江、福建、广东、广西、江西、湖南、湖北、重庆、四川、贵州、云南、山西、陕西、甘肃等地都有分布，其中主要分布于湖南、浙江、河南、广东等地。

对症下药

伤寒

用葛根四两，加水两升、豉一升，同煮成半升服。加生姜汁更好。

葛根

叶，味辛，性平，无毒，主治诸痹，能消除各种毒素。

茎，味甘，辛，性平，无毒，主治呕吐，能消渴解热。

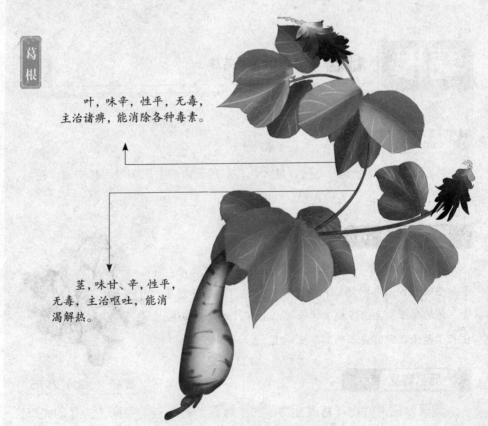

边学边用神农本草经

烦躁热渴

用葛粉四两，拌入泡过粟米一夜的水中，煮熟，加米汤同服。

心热吐血

用生葛根捣汁半升，一次服完。

热毒下血

用生葛根二斤，捣汁一升，加藕一升服下。

酒醉不醒

饮生葛根汁二升便愈。

栝楼根

原文

栝楼根，味苦，寒。主消渴，身热，烦满大热，补虚安中；续绝伤。一名地楼。生川谷及山阴地。

译文

栝楼根，味苦，性寒。主治消渴症、身体发热、胸中烦满、严重发热，具有补养虚损、安和内脏的作用，能接续筋骨折断伤。又叫地楼。生长于两山之间有流水的高坡土地上或山阴之地。

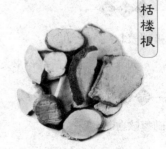

栝楼根

品名释义

栝楼根为栝楼的根。栝楼为多年生草质藤本，块根肥大，呈圆柱形。茎多分枝，卷须细长。单叶互生，具长柄。雌雄异株，花白色，雄花成总状花序；雌花单生于叶腋，果实近球形，成熟时金黄色。种子呈扁长椭圆形。花期为7月至8月，果熟期为9月至10月。

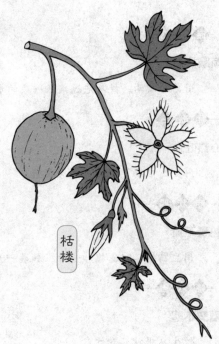

栝楼

🌱 生境分布 ....

栝楼常生长于山坡草丛、林边或阴湿山谷中，也可人工栽培。栝楼根在我国大部分地区都有分布，但主要分布于河南、广西、山东、江苏、贵州、安徽等地。

🌿 对症下药 ....

痰咳不止

用栝楼仁一两、文蛤七分，共研为末，以浓姜汁调成丸子，如弹子大，噙口中咽汁。又方：熟栝楼十个、明矾二两，共捣成饼，阴干，研为末，加糊做成丸子，如梧子大。每服五十至七十丸，姜汤送下。

干咳

将熟栝楼捣烂，加蜜等份，再加白矾一钱，共熬成膏，随时口含咽汁。

痰喘气急

用栝楼二个，明矾如枣大一块，同烧存性，研细，以熟萝卜蘸食。药尽病除。

肺痿咳血

栝楼五十个（连瓤瓦焙）、乌梅肉五十个（焙过）、杏仁（去皮尖，炒）二十一个，共研为末。另将猪肺一片切薄，掺末一小撮入内，炙熟，冷嚼咽下。一天二次。

妇女夜热

用栝楼仁一两，青黛、香附（童便浸，晒）各一两五钱，共研为末，加蜜调匀，口中噙化。

黄疸

将青栝楼焙过，研为末。每取一钱，加水半碗，煎至七成，临睡时服，五更有黄物泻下，即为见效。

苦参

 别名 地槐、好汉枝、山槐子、野槐

原文

苦参，味苦，寒。主心腹结气，癥瘕积聚，黄疸，溺有余沥，逐水，除痈肿；补中，明目，止泪。一名水槐，一名叫苦识。生山谷及田野。

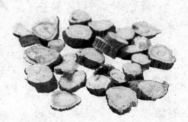

苦参（药材）

译文

苦参，味苦，性寒。主治心腹间有邪气郁结、癥瘕；能消除积聚，治疗黄疸病、小便淋漓不尽；还能逐除水湿，消除痈肿，补益内脏，使眼睛明亮，治疗泪流不止。又叫水槐、苦识。生长于山中深谷处及田野上。

品名释义

苦参为双子叶植物豆科苦参的干燥根。其根呈长圆柱形，常在下部有分枝，表面呈灰棕色或棕黄色，气微，味极苦。苦参当年播种的幼苗大都不开花，在冬季叶子变黄脱落后，它就进入休眠期，等到第二年春天再返青生长，6月孕蕾开花，7～8月果实成熟。

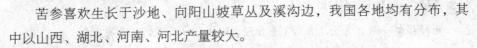

生境分布

　　苦参喜欢生长于沙地、向阳山坡草丛及溪沟边，我国各地均有分布，其中以山西、湖北、河南、河北产量较大。

对症下药

热病发狂

　　用苦参末，加蜜调成丸子，如梧子大。每服十丸，薄荷汤送下。也可用苦参末二钱，水煎服。

伤寒结胸

　　用苦参一两，加醋三升，煮成一升二合，服后能吐即愈。

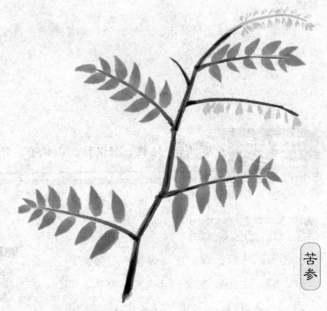

苦参

谷疸

　　用苦参二两、龙胆一合，共研为末，加牛胆调药成丸，如梧子大。每服五丸，生大麦煎汁送下。一天服三次。

梦遗食减

　　用苦参三两、白术五两、牡蛎粉四两，共研为末。另取雄猪肚一个，洗净，在砂罐中煮烂，和药捣匀，做成丸子，如小豆大。每服四十九，米汤送下。每天服三次。久服能使身体转健，食量增加，不再梦遗。

症状五

饮食中毒

　　用苦参三两，苦酒一升半，煮成八合，分两次服，取吐即愈。

茈胡

原文 ....

茈胡，味苦，平。主心腹肠胃中结气，饮食积聚，寒热邪气，推陈致新。久服轻身明目，益精。一名地薰。生川谷。

译文 ....

茈胡，味苦，性平。主治腹内肠胃有气积聚不散、饮食积聚不消化，能驱除寒热邪气，并能推陈出新。长期服用能使身体轻巧，眼睛明亮，增益精气。又叫地薰。生长于两山之间有流水的高坡土地上。

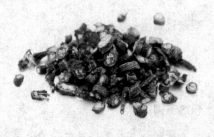

茈胡（药材）

品名释义 ....

茈胡即柴胡，为伞形科植物柴胡或狭叶柴胡的干燥根。按性状不同，分别习称"北柴胡"及"南柴胡"。春、秋二季采挖，除去茎叶及泥沙，干燥。

生境分布 ....

柴胡生长在干燥的荒山坡、田野或路旁。在我国，北柴胡主要分布于东北、陕西、河北、河南，南柴胡分布于陕西、河北、江苏、安徽等地。

对症下药 ....

伤寒余热

柴胡四两，甘草一两，每服二钱，煎服。

小儿骨热

柴胡四两，丹砂三钱，共研为末，拌猪胆汁和饭蒸熟，做成丸子，如绿豆大。

每服一丸，桃仁、乌梅汤送下。一天服三次。

虚劳发热

柴胡、人参等份，每服三钱，加姜枣同水煎服。

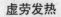

湿热黄疸

柴胡一两，甘草二钱半，白茅根一小把，加水一碗，煎至七成，适当分次服完。

眼睛昏暗

柴胡二钱半，决明子七钱半，共研为末，人乳调匀，敷眼上。

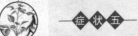

积热下痢

柴胡、黄芩等份，半酒半水煎至七成，待冷定后空心服下。

此胡

叶，味苦，性平，无毒，具有润心肺、益精气、使身轻明目的功效。

根，味苦，性平，无毒，主治心腹疼痛、胃肠结气、饮食不消化等症。

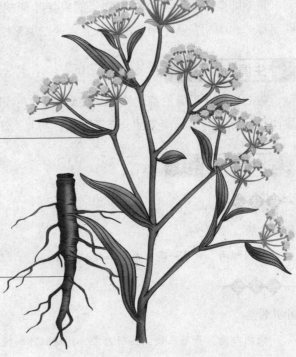

芎䓖

原文

芎䓖，味辛，温。主中风入脑头痛，寒痹，筋挛缓急，金疮，妇人血闭无子。生川谷。

译文

芎䓖，味辛，性温。主治风邪进入脑部而引发的头痛，寒痹造成的筋脉结聚拘挛，能舒缓挛急的症状，治疗金属创伤、妇人闭经、不孕不育。生长于两山之间有流水的高坡土地上。

品名释义

芎䓖即川芎，多年生草本，叶似芹，秋开白花，有香气。根茎皆可入药。夏季当茎上的节盘显著突出，并略带紫色时采挖，除去泥沙，晒后烘干，再去须根。

生境分布

芎䓖适于生长在气候温和、雨量充沛、日照充足而又较湿润的环境里。芎䓖在我国云南、贵州、广西、湖北、江西、浙江、江苏、陕西、甘肃、内蒙古、河北等地区均有分布，其中以四川产的质量最好。

对症下药

偏头疼

京芎细锉，酒浸服之。

首风旋晕眩急

川芎一斤，天麻四两。为末，炼蜜为丸，每两做十九。每服一丸，细嚼，茶酒下，食后。

风热头痛

川芎一钱，茶叶二钱。水一钟，煎五分，食前热服。

妊娠腹中痛

芎䓖二两，阿胶二两，甘草二两，艾叶三两，当归三两，芍药四两，干地黄六两。

上七味以水五升，清酒三升合煮，取三升，去渣，纳胶令消尽，温服一升，日三服，不瘥，更作。

产后血晕

当归一两，川芎五钱，荆芥穗（炒黑）二钱。水煎服。

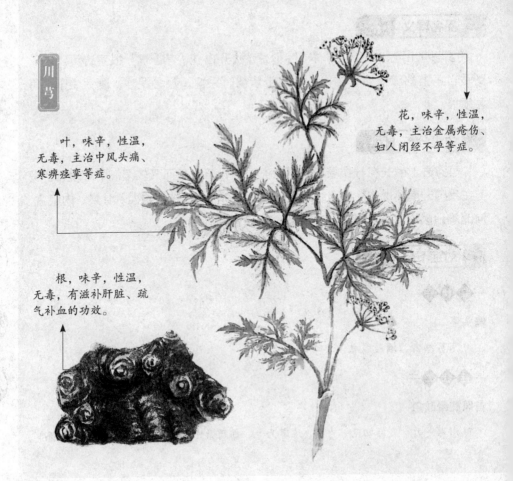

川芎

叶，味辛，性温，无毒，主治中风头痛、寒痹痉挛等症。

花，味辛，性温，无毒，主治金属疮伤、妇人闭经不孕等症。

根，味辛，性温，无毒，有滋补肝脏、疏气补血的功效。

当归

原 文

当归，味甘，温。主咳逆上气，温疟寒热洗洗在皮肤中，妇人漏下，绝子，诸恶疮疡金疮，煮饮之。一名乾归。生川谷。

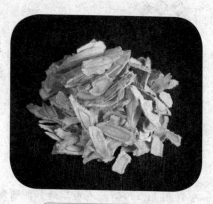

当归（药材）

译 文

当归，味甘，性温。主治咳嗽气逆，温疟引起的发冷发热、皮肤内凉痛，妇女非经期阴道出血、不孕症，长期不愈的恶疮、金属创伤，煎煮服用。又叫乾归。生长于两山之间有流水的高坡土地上。

品名释义

当归为多年生草本，茎带紫色。通常在秋末采挖，除去须根及泥沙，待水分稍蒸发后，捆成小把，上棚，用烟火慢慢熏干。

生境分布

当归在我国主要分布于甘肃东南部，其中以岷县当归产量多、质量好，其次分布于云南、四川、陕西、湖北等地。

对症下药

症状一

血虚发热

用当归身二钱（酒洗）、黄芪一两（蜜炙），水煎，作一次空心温服。一天吃两剂。

症状二

失血过多

用当归二两、川芎一两，每用五钱，加水七分、酒三分，煎至七成。一天服两次。

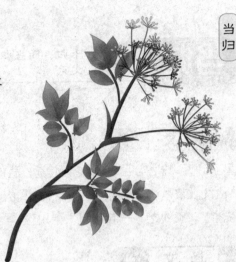

当归

手臂疼痛

用当归三两，切细，酒浸三天后饮之。饮尽，再配药照饮，病好为止。

久痢不止

用当归二两、吴茱萸一两，同炒香。去掉茱萸，单以当归研末，加蜜做成丸子，如梧子大。每服三十九，米汤送下。

妇女百病

用当归四两、地黄二两，共研细，加蜜做成丸子，如梧子大。每服十五丸，饭前服，米汤送下。

妊娠胎动

用当归二两、川芎一两，碎为粗末。每服三钱，以水一碗煎至将干，加酒一碗，再煎开水后温服。过半小时，又服一次。不过三、五服，即可见效。子尚活，可保胎；子已死，即产下。

麻黄

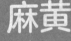 龙沙、狗骨、卑相、卑盐

原文

麻黄，味苦，温。主中风、伤寒头痛，瘟疟。发表出汗，去邪热气，止咳逆上气，除寒热，破症坚积聚。一名龙沙。生山谷。

译文

麻黄，味苦，性温。主治中风、伤寒引起的头痛，能治疗温疟，具有解表发汗、

驱除热邪之气的作用。还能止咳消喘，逐除恶寒发热，攻克体内肿块及郁结聚积。又叫龙沙。生长于山中的深谷处。

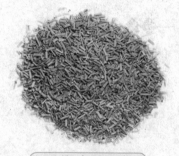

麻黄（药材）

品名释义 ‹‹‹‹

麻黄为麻黄科植物草麻黄、中麻黄或木贼麻黄的草质茎。它属于草本状灌木，高 20~40 厘米；木质茎短或呈匍匐状，小枝直伸或微曲，有雄球花和雌球花之分。

生境分布 ‹‹‹‹

麻黄在我国分布十分广泛，除长江下游及珠江流域等地区外，其他各地皆有分布，其中西北地区以及云南、四川等地种类较为丰富。

对症下药 ‹‹‹‹

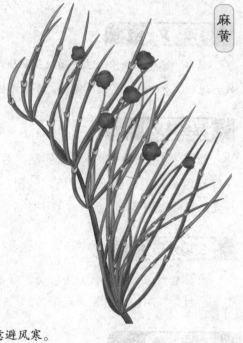

麻黄

—— 症 状 一 ——

流行热病

用麻黄一两，水煎至半干，去渣留汁，加米及豉，煮成粥。先以热水洗澡，然后食粥，汗出即愈。

—— 症 状 二 ——

伤寒黄疸

用麻黄一把，去节，棉裹，加酒五升，煮至半升，一次服完，微汗见效。

—— 症 状 三 ——

黄肿、脉沉、小便不利

用麻黄四两，加水五升煮，去沫，再加甘草二两，煮成三升。每服一升。盖厚被让出汗；不汗，须再次服药。注意避风寒。

—— 症 状 四 ——

风痹冷痛

用麻黄（去根）五两、桂心二两，共研为末，加酒二升，以慢火熬成糖稀。每服一匙，热酒调下，汗出见效。注意避风。

第三卷 中品药材

心下悸病

用半夏、麻黄，等份为末，加炼蜜和丸，如小豆大。每服三丸，水送下。一日服三次。

通草

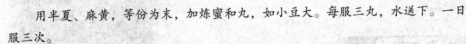

别名 寇脱、离南、活莌、倚商、通脱木、葱草、白通草

原文

通草，味辛，平。主去恶虫，除脾胃寒热，通利九窍、血脉、关节，令人不忘。一名附支。生山谷。

译文

通草，味辛，性平。主要功效是驱除人体寄生虫，解除脾胃内的发寒发热，使九窍通利、血脉舒通、关节通畅，提高记忆力。又叫附支。生长于山中的深谷处。

品名释义

通草为五加科植物通脱木茎髓，为灌木或小乔木；幼枝、叶背及花序被白或褐色星状毛；髓大，白色，纸质。秋季砍伐2～3年生的茎，截成一定长度，趁鲜顶出茎髓，晒干，切片。

生境分布

通脱木多生长在向阳山坡、屋旁、路边及杂木林中，在我国主要分布于江苏、湖北、四川、贵州、云南等地。

对症下药

热气淋涩，小便亦如红花汁

通草三两，葵子一升，滑石四两（碎），石韦二两。

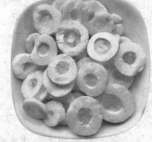

通草（药材）

上切，以水六升，煎取二升，去滓，分温三服；如人行八、九里，又进一服。忌食五腥、热面、炙煿等物。

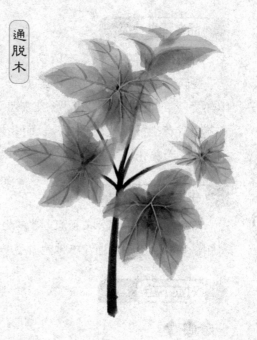

通脱木

黄肿透明，亦治肾肿

通草（蜜涂炙干）、木猪苓（去里皮）各等份。

上为细末，加入研细的土地龙、麝香少许。每服半钱或一钱，米饮调下。

伤寒后呕哕

通草三两，生芦根（切）一升，橘皮一两，粳米三合。

上四味，以水五升煮，取二升随便稍饮；不瘥更作，取瘥止。

鼻痈，气息不通

木通、细辛、附子（炮，去皮、脐）各等份。

上为末，蜜和。绵裹少许，纳鼻中。

 芍药　**别名** 将离、婪尾春、余容、犁食、离草

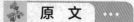 **原文**

芍药，味苦，平。主邪气腹痛；除血痹，破坚积、寒热、疝瘕，止痛，利小便，益气。生山谷及丘陵。

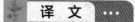 **译文**

芍药，味苦，性平。主治邪气郁结引起的腹中疼痛，消除血管痹阻，破除体内肿块积聚，治疗身体的发寒发热、腹痛，具有止痛、通利小便、补益元气的功效。生长于山川河谷地带或土丘陵墓之上。

品名释义

芍药是多年生宿根草本植物，高 1 米左右。具纺锤形的块根，并于地下茎产生新芽，新芽于早春抽出地面。初出叶红色，茎基部常有鳞片状变形叶，中部复叶二回三出，小叶矩形或披针形，枝梢的渐小或成单叶。花大且美，有芳香，花生枝顶或生于叶腋；而牡丹花只生于枝顶，这是牡丹与芍药的区别之一。芍药花瓣呈白、粉、红、紫或红色，花期为 5~6 月。

生境分布

芍药在我国主要分布于江苏、东北、华北、陕西及甘肃南部等地，在四川、贵州、安徽、山东、浙江等地也有生长。

对症下药

— 症状 —

腹中虚痛

用白芍药三钱、炙甘草一钱，加水二碗，煎成一碗温服。夏月加黄芩五分，恶寒加肉桂一钱，冬月大寒再加桂一钱。

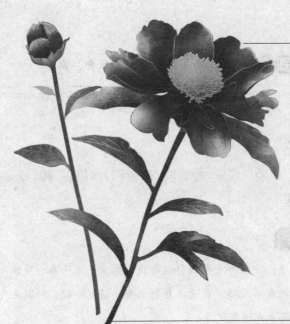

花，除具有很高的观赏价值外，还具有活血化瘀、养肝阴、滋肝血的功效。

根，即白芍，味苦、酸，性微寒，有养血调经、敛阴止汗、柔肝止痛、平抑肝阳等功效。

骨痛

用芍药二分、虎骨一两，炙后研细，装入布袋放在三升酒中泡五天。每次饮酒三合，一天三次。

脚气肿痛

用芍药六两、甘草一两，共研为末，白开水送下。

消渴

将白芍药、甘草等份为末，每用一钱，水煎服。一日服三次。有特效。

鼻血不止

将芍药研细，每服两匙，水送下。

蠡实

别名 马蔺子、荔实、马楝子、马莲子、马帚子

原文

蠡实，味甘，平。主皮肤寒热，胃中热气，风寒湿痹，坚筋骨，令人嗜食。久服轻身。花、叶，去白虫。一名剧草，一名三坚，一名豕首。生川谷。

译文

蠡实，味甘，性平。主治皮肤的恶寒发热、胃部的热邪之气，能消除风湿痹痛，具有强壮筋骨、增加食欲的功效。长期服用能使身体轻巧。它的花和叶，可以杀灭白虫。又叫剧草、三坚、豕首。生长于两山之间有流水的高坡土地上。

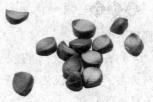
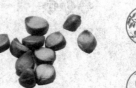

蠡实

品名释义

蠡实是鸢尾科鸢尾属多年生草本宿根植物。从生态学的角度看，以草原

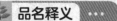

区分布较为普遍。蠡实抗逆性强，尤其耐盐碱，是盐化草甸的建群种。由于蠡实具有独特的生态生物学特性和利用价值，近年来逐渐被用作水保护坡、园林绿化观赏地建设的优良材料。

生境分布 ....

蠡实多生长于荒地、山坡草地或灌丛中，在我国东北、华北、西北地区广泛分布。此外，在山东、江苏、安徽、浙江、河南、湖北、湖南、四川、西藏等地也有分布。

对症下药 ....

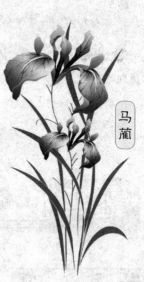

马蔺

——症状一——

寒疝诸疾

用马蔺子一升，每日取一把，拌面煮食，食尽一升见效。

——症状二——

喉痹

用蠡实一合，升麻五分，加水一升，煎至三合，再加蜜少许搅匀，慢慢饮下。又方：马蔺子八钱、牛蒡子六钱，共研为末，每服一匙，空心服，温水送下。又方：马蔺根叶二两，加水一升半，煮成一碗，慢慢饮下。又方：用马蔺根捣汁三合，蜜一合，慢火合熬，点喉部，一天点五至七次。

——症状三——

水痢

用马蔺子和等量的面粉（牛骨灰亦可），空心服一匙，米汤送下。又方：马蔺子、干姜、黄连各等份，研为散，每服二匙，热汤送下。忌猪肉和冷水。

——症状四——

肠风下血

用蠡实（研破，酒浸数日，晒干）一斤，何首乌半斤，雄黄、雌黄各四两，共研为末，以原业浸泡马蔺子的酒调末成丸，如梧子大。每服三十丸，温酒送下。一天服三次。

——症状五——

小便不通

用马蔺花（炒）、茴香（炒）、葶苈（炒），共研为末。每服一钱，酒送下。

痈疽

将马蔺花和牛膝一同煎服。

瞿麦

别名 野麦、石柱花、十样景花、巨麦

原 文 ....

瞿麦，味苦，寒。主关格诸癃结，小便不通，出刺，决痈肿，明目去翳，破胎堕子，下闭血。一名巨句麦。生川谷。

译 文 ....

瞿麦，味苦，性寒。主治关格癃闭结聚而造成的小便不通，可使肉中之刺自出，能消除痈肿，具有使眼睛明亮、去除翳膜的作用，还可破胎使之堕下，治疗妇女闭经。又叫巨句麦。生长于两山之间有流水的高坡土地上。

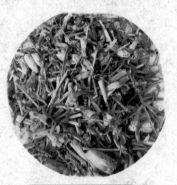

瞿麦（药材）

品名释义 ....

瞿麦为石竹科植物瞿麦和石竹的干燥地上部分，夏、秋二季花果期采割，除去杂质，晒干，切段生用。

生境分布 ....

瞿麦在我国主要分布于东北、华北、西北，以及山东、江苏、浙江、江西、河南、湖北、四川、贵州、新疆等地。

对症下药 ....

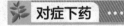 症状一

石淋

将瞿麦子捣为末，每服一匙，酒送下。一天服三次，三日后可下石。

小便不利

用瞿麦二钱半，栝楼根二两，大附子一个，茯苓、山芋各三两，共研为末，加蜜和丸，如梧子大。每服三丸，一天服三次。如无效，每服可加至七、八丸，以小便通畅、腹中温暖为见效。

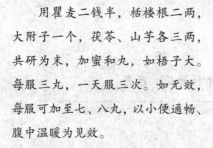

瞿麦

下焦结热

用瞿麦穗一两、甘草（炙）七钱五分、山栀子仁（炒）五钱，共研为末。每次取七钱，加连须葱头七个、灯心草五十根、生姜五片、水二碗，煎至七成，随时饮服。

子死腹中，或发作后几天还生不下

将瞿麦煮成浓汁服下。

——症状五——

眼睛红肿、生疮

将瞿麦炒黄、研细，以鹅涎调匀涂眼边。将瞿麦捣汁涂眼亦有效。

元参

别名 玄参、乌元参、黑参

原文 ....

元参，味苦，性微寒。主腹中寒热积聚，女子产乳余疾，补肾气，令人目明。一名重台。生川谷。

译文

元参，味苦，性微寒。主治腹中的发寒发热，积聚不散，女子生育时所遗留下的各种疾病，具有补益肾气的作用，还能使人眼睛明亮。又叫重台。生长于两山之间有流水的高坡土地上。

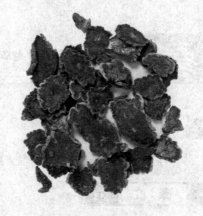

元参（药材）

品名释义

元参为玄参科多年生草本植物玄参的根。玄参属于高大草本，可高达1米多，其支根数条，呈纺锤形或胡萝卜状膨大，粗达3厘米以上。

生境分布

元参生长于溪边、山坡林下或草丛中，主要分布于浙江、四川、湖北等地，南方各地均有栽培。

对症下药

伤寒上焦虚，毒气热壅塞，咽喉连舌肿痛

玄参、射干、黄药各一两。

上药捣筛为末，每服五钱，以水一大盏，煎至五分，去滓，不拘时温服。

三焦积热

玄参、黄连、大黄各一两。为末，炼蜜丸梧子大。每服三、四十丸，白汤下。小儿丸粟米大。

急喉痹风，不拘大人小儿

玄参、鼠粘子（半生半炒）各一两。为末，新汲水服一盏。

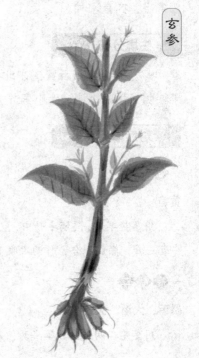

玄参

秦艽

别名 大叶龙胆、大叶秦艽、西秦艽

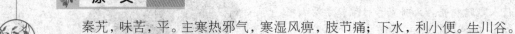

原 文

秦艽，味苦，平。主寒热邪气，寒湿风痹，肢节痛；下水，利小便。生川谷。

译 文

秦艽，味苦，性平。主治体内的恶寒邪热之气、寒湿风痹、四肢关节疼痛，具有下水气、利小便的功效。生长于两山之间有流水的高坡土地上。

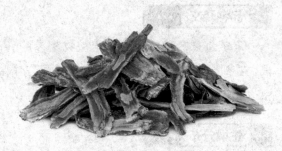

秦艽（药材）

品名释义

秦艽为龙胆科植物秦艽、粗茎秦艽、麻花秦艽或小秦艽的干燥根。前三种按性状不同分别习称"秦艽"和"麻花艽"，后一种习称"小秦艽"。多为野生，亦有家种。

生境分布

秦艽主要分布于我国东北、西北、华北、四川等地。其中秦艽主要分布于陕西、甘肃等地，而小秦艽主要分布于河北、内蒙古和陕西等地。

对症下药

黄疸

用秦艽半两，浸酒半升中，空腹饮酒。有酒量的人服后易见效。又方：秦艽三两，牛乳一升，煮成七合，作两次服下。

暴泻、大渴、大饮

用秦艽二两、炙甘草半两，每服三钱，水煎服。

伤寒烦渴

用秦艽一两，在牛乳一碗中煎到六成，作两次服。

急劳烦热

用秦艽、柴胡各一两，甘草五钱，研细。每服三钱，开水调下。

小便艰难

用秦艽一两，水一碗，煎至六分，分两次服。又方：秦艽、冬葵子等份为末，每服一小匙，酒送下。

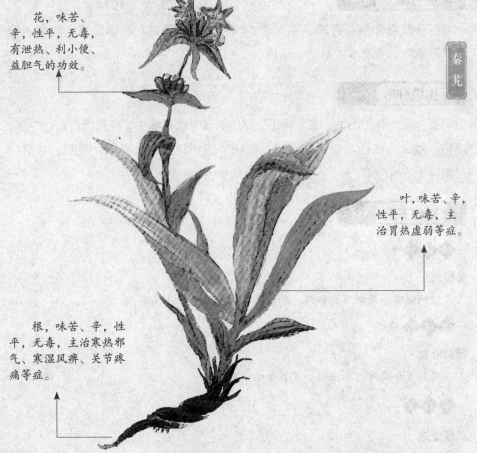

花，味苦、辛，性平，无毒，有泄热、利小便、益胆气的功效。

叶，味苦、辛，性平，无毒，主治胃热虚弱等症。

根，味苦、辛，性平，无毒，主治寒热邪气、寒湿风痹、关节疼痛等症。

秦艽

第三卷 中品药材

百合

别名 野百合、喇叭筒、山百合、药百合、家百合

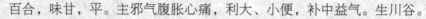

原文 ····

百合，味甘，平。主邪气腹胀心痛，利大、小便，补中益气。生川谷。

译文 ····

百合，味甘，性平。主治邪气阻滞导致的腹部胃部胀痛，能通利大小便，补养内脏，增益气血。生长于两山之间有流水的高坡土地上。

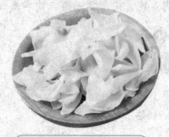

百合（药材）

品名释义 ····

百合是百合科百合属多年生草本球根植物，通常在秋季采挖，洗净，然后剥取鳞叶，置沸水中略烫，干燥。

生境分布 ····

百合常生长于山坡、灌木林下、路边、溪旁或石缝中，在我国广东、广西、湖南、湖北、江西、安徽、福建、浙江、四川、云南、贵州、陕西、甘肃、河南等地均有分布。

对症下药 ····

肺脏热

烦闷咳嗽。用新百合四两，加蜜蒸软，时时含一片吞津。

肺病吐血

用新百合捣汁，水送服。煮百合吃亦可。

风疹流走

用盐泥二两、百合半两、黄丹二钱、醋一分、唾液四分，捣和敷贴。

边学边用神农本草经

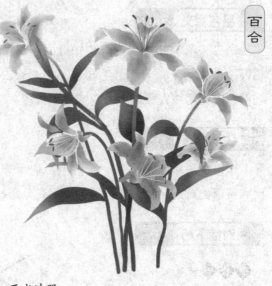

症状四

疮肿不穿

用野百合同盐捣泥敷涂。

症状五

天泡疮

用生百合捣涂，二日即安。或将百合花晒干为末，调菜油涂搽亦有效。

症状六

肠风下血

用百合子，酒炒微赤，研为末，开水冲服。

知母

别名 蚳母、连母、野蓼、地参

原文

知母，味苦，寒。主消渴热中，除邪气、肢体浮肿，下水，补不足，益气。一名连母，一名野蓼，一名地参，一名水参，一名水浚，一名货母，一名蚳母。生川谷。

译文

知母，味苦，性寒。主治消渴症、体内发热，能驱除热邪之气，治疗肢体浮肿，能使体内水气下泄，补益身体的虚损不足、增益气血。又叫连母、野蓼、地参、水参、水浚、货母、蚳母。生长于两山之间有流水的高坡土地上。

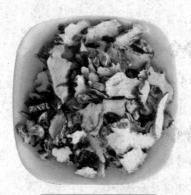

知母（药材）

品名释义

知母为单子叶植物百合科知母的干燥根茎。春秋二季均可采挖，除去须根及泥沙，晒干，习称"毛知母"；或除去外皮，晒干。置于通风干燥处，防潮，以备切片入药，生用，或盐水炙用。

生境分布

知母抗旱抗寒能力强，在荒山、荒漠等恶劣环境中都能生长，是绿化山区和荒原的首选品种。在我国各地都有分布，其中主要分布于河北。

对症下药

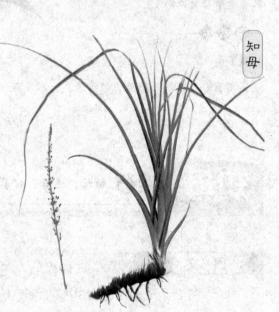

知母

—— 症状一 ——

痰嗽

用知母、贝母各一两，研细。巴豆三十枚，去油，研匀。每夜，切生姜三片，两面蘸上药末，放在口里细嚼咽下，随即睡觉。次日必泻，痰嗽渐止。体弱者，不用巴豆。

—— 症状二 ——

久嗽气急

用知母五钱（去毛切片，隔纸炒过）、杏仁五钱（姜水泡，去皮尖，焙过），同煎服。另将萝卜子、杏仁等份为末，加米糊做成丸子。每服五十九，姜汤送下，以绝病根。

—— 症状三 ——

妊娠不足月，腹痛欲产

用知母二两，研细，和蜜做成丸子，如梧子大。每服二十九，米粥送下。

—— 症状四 ——

紫癜风疾

用醋磨知母涂搽。

甲疽

将知母（烧存性）研末，敷患处。

贝母

别名 川贝、川贝母、岷贝、空草

原文

贝母，味辛，平。主伤寒烦热，淋沥，邪气，疝瘕，喉痹，乳难，金疮风痉。一名空草。

译文

贝母，味辛，性平。主治外感伤寒、内热烦闷，小便淋沥不止，驱除邪气，能治疗疝瘕、喉痹、难产以及金属所伤而导致的破伤风。又叫空草。

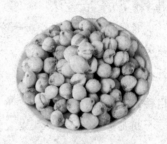

贝母（鳞茎）外形

品名释义

贝母是多年生草本植物，其鳞茎供药用，由两瓣鳞叶组成，大小悬殊，大瓣紧抱小瓣，顶端闭合，内有近圆柱形小芽和小鳞叶，质硬而脆。

生境分布

贝母生长在高海拔的高山灌丛、草地中，在我国主要分布于四川、新疆、浙江、青海、甘肃、云南、西藏等地。

对症下药

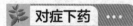

胸膈郁积

用贝母（去心），加姜汁炒后研细，再和姜汁、面糊做成丸子。每服七十丸，开水送下。

化痰降气，止咳解郁

用贝母（去心）一两、姜制厚朴半两，加蜜做成丸子，如梧子大。每服五十丸，开水送下。

小儿百日咳

用贝母五钱、甘草（半生半炙）二钱，共研为末，加砂糖调成丸子，如芡子大，每次以米汤化服一丸。

乳汁不下

将贝母、知母、牡蛎粉等份，研为细末。每服二钱，猪蹄汤调服。

—— 症 状 五 ——

目昏，流冷泪

用贝母一枚、胡椒七粒，共研为细末，点眼。

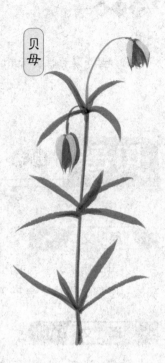

贝母

白芷

别名 薜芷、芳香

原文

白芷，味辛，温。主女人漏下赤白，血闭阴肿，寒热，风头侵目泪出；长肌肤润泽，可作面脂。一名芳香。生川谷。

译文

白芷，味辛，性温。主治女子非经期阴道出血、赤白带下，经闭、阴道肿痛，恶寒发热，风邪侵袭头目、流泪不止；具有助长肌肉、润泽肌肤的功效，可制作成面脂。又叫芳香。生长于两山之间有流水的高坡土地上。

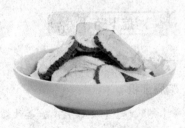

白芷（药材）

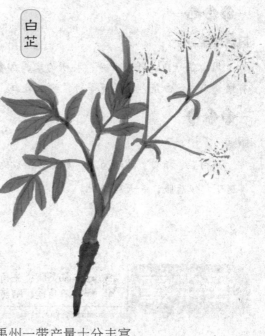

白芷

品名释义

白芷为伞形科植物禹白芷、兴安白芷、川白芷、杭白芷或云南牛防风的根，属于高大草本，高可达 1~2.5 米，其根为圆柱形。以根入药，呈长圆锥形，灰棕色或黄色，有纵皱纹、支根痕或皮孔状的横向突起，顶端有凹陷的茎痕。质坚实，断面粉性。

生境分布

白芷一般生长在林缘、溪旁、灌丛或山谷草地里，主要分布于我国东北及华北地区，其中在河南禹州一带产量十分丰富。

对症下药

一切伤寒

用白芷一两、生甘草半两、姜三片、葱白三寸、枣一枚、豆豉五十粒，加水二碗，煎药服下取汗；不汗再服。

伤风流涕

用白芷一两、荆芥穗一钱，研细。每服二钱，茶送下。

偏正头风

用白芷（炒）二两五钱，川芎（炒）、甘草（炒）、川乌头（半生半熟）各一两，共研为末。每服一钱，细茶薄荷汤送下。

头晕

将白芷洗晒后研细，炼蜜做成丸子，如弹子大。每嚼服一丸，茶汤或荆芥汤送下。

风热牙痛

用白芷一钱、丹砂五分，共研为末，加蜜做成丸子，如芡子大。常取以擦牙，有效。又方：白芷、吴茱萸等份，泡水漱口，吐去涎水。

眼病

用白芷、雄黄，共研为末，加炼蜜做成丸子，如龙眼大，丹砂为衣。每服一丸，茶送下。饭后服，一天服二次。

淫羊藿

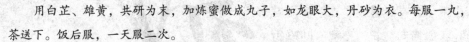

别名 仙灵脾、牛角花、三叉风、羊角风、三角莲、刚前

原文

淫羊藿，味辛，寒。主阴痿绝伤、茎中痛，利小便，益气力，强志。一名刚前。生山谷。

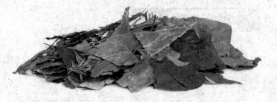

淫羊藿（药材）

译文

淫羊藿，味辛，性寒。主治男子阳痿、阴精衰绝、阴茎疼痛，能使小便通利，增益气力，提高记忆力。又叫刚前。生长于山中的深谷处。

品名释义

淫羊藿为小檗科植物心叶淫羊藿、淫羊藿、箭叶淫羊藿、柔毛淫羊藿、巫山淫羊藿，或朝鲜淫羊藿的干燥地上部分。夏、秋季茎叶茂盛时采割，除去粗梗及杂质，晒干或阴干。茎细圆柱形，黄绿色或淡黄色。叶卵圆形，小叶心形，近革质。

生境分布

淫羊藿习惯于生长在多荫蔽的树林或灌丛中，分布于黑龙江、吉林、辽宁、

边学边用神农本草经

山东、江苏、江西、湖南、广西、四川、贵州、陕西、甘肃等地。

对症下药

—症 状 一—

阳痿，腰膝冷

用淫羊藿一斤，酒一斗浸泡三天后，常饮服。

—症 状 二—

咳嗽，气不顺，腹满不思饮食

用淫羊藿、覆盆子、五味子（炒）各一两，共研为末，加熟蜜做成丸子，如梧子大。每服二十九，姜茶送下。

—症 状 三—

目昏生翳

用淫羊藿、生王瓜（即红色的小栝楼），等份为末。每服一钱，茶送下。一天服二次。

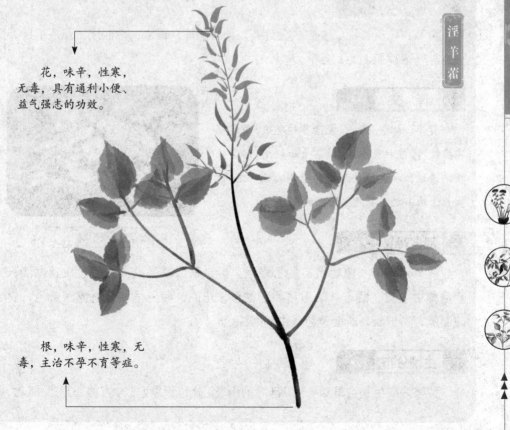

花，味辛，性寒，无毒，具有通利小便、益气强志的功效。

根，味辛，性寒，无毒，主治不孕不育等症。

淫羊藿

第三卷　中品药材

—— 症 状 四 ——

病后青盲

用淫羊藿一两、淡豆豉一百粒，水一碗半煎成一碗，一次服完。

—— 症 状 五 ——

小儿雀目

用淫羊藿根、晚蚕蛾各半两，炙甘草、射干各二钱半，共研为末。另取羊肝一块，切开，纳入上制药末二钱，把肝扎紧，和黑豆一合、淘米水一碗同煮熟。分二次吃完。

黄芩

别名 空肠、腐肠、无芩

原 文

黄芩，味苦，平。主诸热，黄疸，肠澼泄痢；逐水，下血闭，恶疮疽蚀，火疡。一名腐肠。生川谷。

译 文

黄芩，味苦，性平。主治各种发热，黄疸病，痢疾腹泻；能祛除水湿，改善女子经闭，治恶疮、疽疮溃烂，被火烧伤形成的疮疡。又叫腐肠。生长于两山之间有流水的高坡土地上。

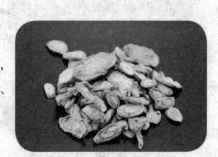

黄芩（药材）

品名释义

黄芩为唇形科植物黄芩的干燥根。春、秋二季采挖，除去须根及泥沙，晒后撞去粗皮，晒干。晒干后为圆锥形，扭曲，颜色呈棕黄色或深黄色，质硬而脆，易折断，断面黄色，中间红棕色。

生境分布

黄芩习惯生长在草原、干燥砾质的山坡，分布于黑龙江、吉林、辽宁、河北、河南、山东、四川、云南、山西、陕西、甘肃、内蒙古等地。

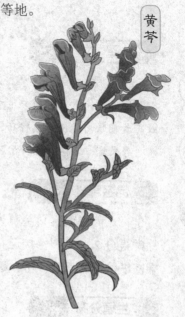

黄芩

—— 症 状 一 ——

胸部积热

　　用黄芩、黄连、黄柏，等份为末。加蒸饼做成丸子，如梧子大。每服二三十九，开水送下。

—— 症 状 二 ——

肤热如火烧，骨蒸痰嗽

　　用黄芩一两，加水二杯，煎成一杯，一次服下。

—— 症 状 三 ——

肝热生翳

　　用黄芩一两、淡豉三两，共研为末。每服三钱，以熟猪肝裹着吃，温汤送下。一天服二次。忌食酒、面。

—— 症 状 四 ——

吐血、鼻血、下血

　　黄芩一两，研末，每取三钱，加水一碗，煎至六成，和渣一起温服。

—— 症 状 五 ——

血淋热痛

　　用黄芩一两，水煎，热服。

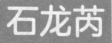 **石龙芮** 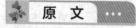别名 鲁果能、地椹、天豆、石熊、彭根

原 文

　　石龙芮，味苦，平。主风寒湿痹、心腹邪气，利关节，止烦满。久服轻身明目，

不老。一名鲁果能，一名地椹。生川泽石边。

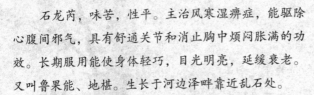

译 文

　　石龙芮，味苦，性平。主治风寒湿痹症，能驱除心腹间邪气，具有舒通关节和消止胸中烦闷胀满的功效。长期服用能使身体轻巧，目光明亮，延缓衰老。又叫鲁果能、地椹。生长于河边泽畔靠近乱石处。

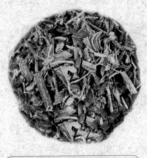

石龙芮（药材）

品名释义

　　石龙芮为毛茛科毛茛属植物毛龙芮的全草。叶有光泽，浅或深3裂，裂片常再分2～3裂，接近花的叶狭细而不裂。花黄色而有光泽，生于枝梢。果密集呈长椭圆形，春、夏季采全草，洗净鲜用或晒干入药。

生境分布

　　石龙芮习惯生长在平原湿地或河沟边，在全国各地均有分布。

对症下药

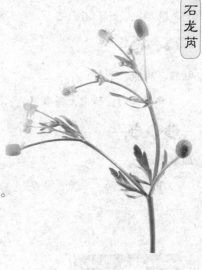

石龙芮

淋巴结结核

　　干全草适量，用油熬成膏状涂敷。

疟疾

　　鲜全草适量捣烂，于发作前六小时敷大椎穴。

痈肿、蛇咬伤

　　鲜全草捣烂绞汁涂患处。

慢性下肢溃疡

　　熬膏涂患处。注意：不能内服。误食可致口腔灼热，随后肿胀，咀嚼困难，剧烈腹泻，脉搏缓慢，呼吸困难，瞳孔散大，严重者可致死亡。

茅根

别名 茅草、白茅草、白茅根

原文

茅根，味甘，寒。主劳伤虚羸，补中益气，除瘀血、血闭、寒热，利小便。其苗，主下水。一名兰根，一名茹根。生山谷、田野。

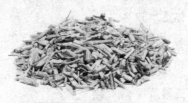

茅根（药材）

译文

茅根，味甘，性寒。主治身体劳伤虚损，具有补中益气的功效，能活血化瘀，治疗经闭，逐出恶寒发热之症，通利小便。它的苗，主要功效是祛除水湿。又叫兰根、茹根。生长于山中的深谷处及田间荒野之上。

品名释义

茅根为禾本科茅根属多年生草本植物，株高 20 ～ 80 厘米。根壮茎白色，横走于地下，密集，节部生有鳞片，先端尖有甜味。杆丛生，直立，单叶互生，集于基部，老时基部常有破碎呈纤维状的叶鞘。叶片扁平，条行或条状披针形。夏季开花，圆锥花序圆柱状。花银白色，分枝密集，小穗长 3 ～ 4 毫米，具柄。果椭圆形，暗褐色。被白色长柔毛。

生境分布

茅根喜阴耐旱，多生长在路旁、草地，在我国大部分地区广泛分布。

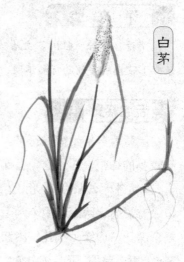

白茅

对症下药

温病热哕

用茅根、葛根各半斤，加水三升煎成一升半。每服一杯，温水送下。哕止即停服。

反胃，食肉即吐

用茅根、芦根各二两，加水四升，煮成二升，一次服下。

第三卷 中品药材

143

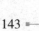

肺热气喘

用生茅根一把，口咬细，加水二碗，煮成一碗，饭后温服。三服病愈。

体虚水肿

用白茅根一大把，小豆三升，加水三升煮干。去茅食豆。水随小便排出。

五种黄病

用生茅根一把，切细，和猪肉一斤同煨汤吃。

紫菀

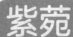 别名 青菀、紫蒨、小辫儿

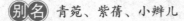

原 文

紫菀，味苦，温。主咳逆上气，胸中寒热结气；去蛊毒，痿蹶，安五脏。生山谷。

译 文

紫菀，味苦，性温。主治咳嗽气逆，胸中有寒热邪气郁结不散，能祛除蛊毒，治疗下肢痿缩导致的行动不便，能安和五脏。生长于山中的深谷处。

品名释义

紫菀为多年生宿根花卉。紫菀根状茎短，生有较多的细根，茎直立，上部多分枝，高一米以上，基生叶大，丛生，匙形，茎生叶较小，披针形；边缘有锐齿，两面疏生小刚毛；头状花序排列成复伞房状，边缘舌状花、淡紫色，中间管状花，黄色；瘦果扁平，冠毛灰白色或淡褐色；花期8～9月，果成熟期9～10月。

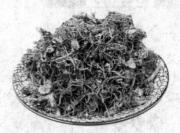

紫菀（药材）

生境分布

紫菀生长于海拔 100~200 米的低山阴坡湿地、山顶和沼泽地，主要分布于东北、华北及甘肃、安徽等地。

对症下药

肺伤咳嗽

紫菀五钱，煎。

久咳

用紫菀、款冬各一两，百部五钱末，姜、乌梅煎汤，调服三钱。

小儿咳嗽

同杏仁等份蜜丸，五味汤化服。

吐血痰咳

同五味丸含化。

女人卒不小便，及小便血

用紫菀为末，水服三撮。

根，味辛、苦，性温，有润肺下气、消痰止咳等功效，主治痰多喘咳、新久咳嗽、劳嗽咳血等症。

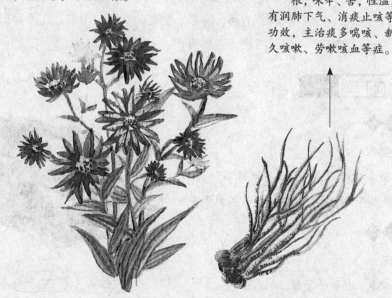

紫菀

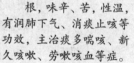

紫草

原 文

紫草，味苦，寒。主心腹邪气、五疸，补中益气，利九窍，通水道。一名紫丹，一名紫芙。生山谷。

译 文

紫草，味苦，性寒。主治心腹间有邪气郁结，各种黄疸病，具有补中益气、通利九窍、使水道畅通的功效。又叫紫丹、紫芙。生长于山中的深谷处。

品名释义

紫草属紫草科植物新疆紫草（硬紫草）和内蒙紫草（软紫草）的根。新疆紫草呈不规则的长圆柱形，表面紫红色或紫褐色，体轻，质软，易折断。内蒙紫草呈圆锥形或圆柱形，与新疆紫草相似，但质硬，较脆，易折断。

生境分布

紫草生长于向阳山坡草地、灌丛或林缘，分布于新疆、甘肃、西藏西部、东北地区，以及河北、河南、山西、陕西、宁夏、青海、山东、江苏、安徽、江西、湖北、湖南、广西、四川、贵州等地。

对症下药

—— 症 状 一 ——

婴童疹痘

用紫草二两，锉碎，泡在百沸汤一碗中，盖严勿使漏气。汤温后，服半合；改用煎服亦可。

—— 症 状 二 ——

痈疽便闭

用紫草、栝楼子等份，水煎服。

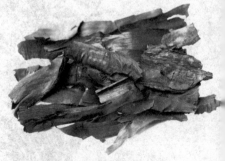

紫草（药材）

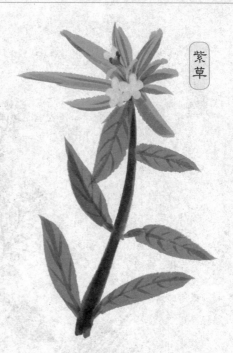

紫草

小便淋

用紫草一两，做成散剂，每服二钱，饭前服。井华水送下。

产后淋沥不净

治法同上。

恶虫咬伤

用紫草煎油涂搽。

茜根

别名 地苏木、活血丹

第三卷 中品药材

原文

茜根，味苦，寒。主寒湿风痹、黄疸，补中。生川谷。

译文

茜根，味苦，性寒。主治风寒湿痹之症、黄疸病，具有补益内脏的功效。生长于两山之间有流水的高坡土地上。

品名释义

茜根即茜草根，为茜草科植物茜草的根及根茎。呈结节状，圆柱形，略弯曲，表面红棕色或暗棕色，皮部脱落处呈黄红色。质脆，易折断，断面紫红色。春秋二季采挖。

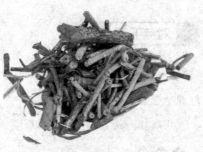

茜根（药材）

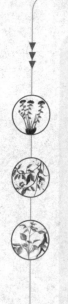

茜草

花冠呈绿色或白色，5裂，有缘毛。

果，肉质，形小熟后颜色呈紫黑色。

根，味苦，性寒，有通经活络、止咳祛痰等功效。

茎叶，味苦，性寒，无毒，主治风寒湿痹、跌打损伤等症。

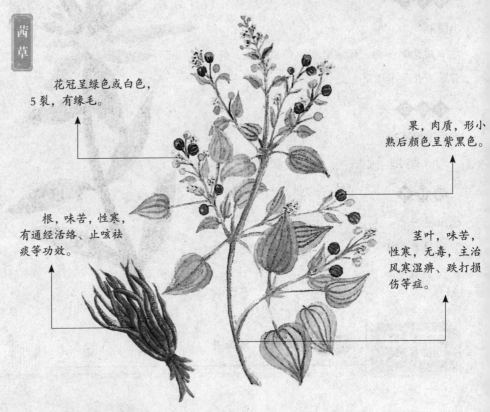

生境分布 ....

茜根生长于原野、山地的林边、灌丛中，主要分布于陕西、河北、河南、山东等地，甘肃、山西、辽宁、湖北、江苏、浙江、广东、广西、四川等地也有分布。其中陕西、河南的产量最大，品质最好。

对症下药 ....

 症状一

吐血

用茜根一两，捣成末。每服二钱，水煎，冷却；用水调末二钱服亦可。

 症状二

妇女经闭

用茜根一两，煎酒服。

蛊毒

用茜根、蘘荷叶各三分，加水四升，煮成二升服。

脱肛

用茜根、石榴皮各一把，加酒一碗，煎至七成，温服。

败酱

别名 鹿肠、鹿首、马草、泽败

原文

败酱，味苦，性平。主暴热、火疮赤气，疥瘙、疽、痔、马鞍热气。一名鹿肠。生川谷。

译文

败酱，味苦，性平。主治来势凶猛的发热，被火灼伤形成的脓疮、红晕，能治疗疥疮、瘙痒、疽、痔疮及骑马过久而导致的马鞍热疮。又叫鹿肠。生长于两山之间有流水的高坡土地上。

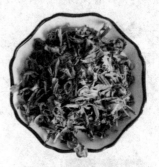

败酱（药材）

品名释义

败酱为多年生草本植物。根状茎横走，有陈腐气味；地上茎下部有脱落性倒生粗毛，茎上部近无毛或有一排硬毛。一般多在夏季采收，将全株拔起，除去泥沙后晒干。全株有陈腐的豆酱气，味苦。以干燥、叶多、气浓者为佳。

生境分布

败酱生长于山坡草丛中，分布较广，我国各地均有分布。

对症下药

腹痛有脓

用薏苡仁十分、附子二分、败酱五分，共捣为末。每取一匙，加水二升，煎成一升，一次服下。

产后恶露

用败酱、当归各六分，续断、芍药各八分，芎䓖、竹茹各四分，生地黄（炒）十二分，加水二升煮成八合，空心服下。

产后腹痛

用败酱五两，加水四升，煮成二升。每服二合，一天服三次。

症状四

蠼螋尿疮

用败酱煎汁涂搽，有效。

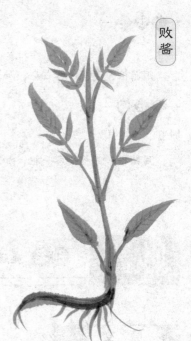

酸浆

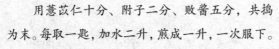

别名 红姑娘、挂金灯、醋浆、灯笼草

原 文

酸浆，味酸，平。主热烦满，定志益气，利水道，产难吞其实立产。一名醋浆。生川泽。

译 文

酸浆，味酸，性平。主治身体发热、胸中烦闷，具有安神益气、通利水道的功效；能治疗难产，吞食其果实后便能立刻生产。又叫醋浆。生长于河流水草汇集的地方。

品名释义

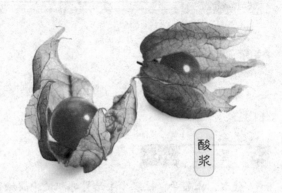

酸浆

酸浆，多年生草本植物，全体疏柔毛。茎匍匐或斜生，多分枝。叶互生，无柄。花黄色，伞形花序。果近圆柱形，有棱和短毛。全草可入药，四季可采。以夏秋有花果时采药效果好。

生境分布

酸浆生长于路边草丛或田野、房前屋后，主要分布于陕西、甘肃、河南、湖北、东北、四川、贵州和云南等地。

对症下药

热咳咽痛

用酸浆草为末，开水送服，同时以醋调药末敷喉外。

痔疮

用酸浆叶贴疮上。

肠胃伏热

用酸浆果实五两、苋实三两，马蔺子（炒）、大盐榆白皮（炒）各二两，柴胡、黄芩、栝楼根、同茹各一两，共研为末，加炼蜜做成丸子，如梧子大。每服三十丸，木香汤送下。

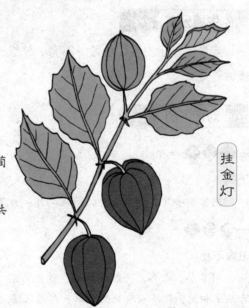

挂金灯

紫参

原文

紫参，味苦辛，寒。主心腹积聚、寒热邪气，通九窍，利大小便。一名牡蒙。生山谷。

译文

紫参，味苦辛，性寒。主治胃部积聚，驱除寒热邪气，具有通利九窍，助下大小便的功效。又叫牡蒙。生长于山中的深谷处。

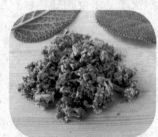

紫参（药材）

品名释义

紫参为唇形科植物华鼠尾的全草，是一年生草本植物。秋季开花时采收，晒干。本品茎为方形，单一或分枝，表面呈紫棕色或绿色，古人认为以青赤色效果最佳。叶对生，呈卵形或椭圆形，边缘有圆齿。花呈蓝紫色或紫色，有茸毛。果实呈椭圆状卵形。根晒干后为紫黑色，根肉为红白色。

生境分布

紫参生长于山谷、山坡、路旁、林缘及草丛中，主要分布在江苏、浙江、安徽等地。

对症下药

症状一

下痢

用紫参半斤，加水五升，煎成二升。再加入甘草二两，煎至半升，分三次服。

症状二

吐血不止

用紫参、人参、阿胶（炒），等份为末。每服一钱，乌梅汤送下。又方：与上方基本相同，但将人参换为甘草，以糯米汤送下。

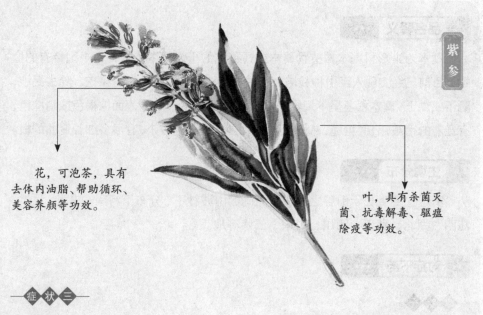

花，可泡茶，具有去体内油脂、帮助循环、美容养颜等功效。

叶，具有杀菌灭菌、抗毒解毒、驱瘟除疫等功效。

—— 症 状 三 ——

脸上酒刺

用紫参、丹参、人参、苦参、沙参和成一两，共为末，加胡桃仁捣烂，和成丸子，如梧子大。每服三十九，茶送下。

藁本

别名 香藁本、藁茇、鬼卿

原 文 ...

藁本，味辛，温。主妇人疝瘕，阴中寒肿痛，腹中急，除风头痛，长肌肤，悦颜色。一名鬼卿，一名地新。生山谷。

译 文 ...

藁本，味辛，性温。主治妇女的疝瘕，阴部因伤寒而产生的肿胀疼痛，腹部挛急，具有消除伤风头痛、促进肌肉增长、使面色润泽和悦的功效。又叫鬼卿、地新。生长于山中的深谷处。

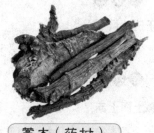

藁本（药材）

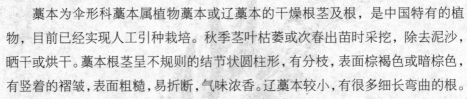

品名释义

藁本为伞形科藁本属植物藁本或辽藁本的干燥根茎及根，是中国特有的植物，目前已经实现人工引种栽培。秋季茎叶枯萎或次春出苗时采挖，除去泥沙，晒干或烘干。藁本根茎呈不规则的结节状圆柱形，有分枝，表面棕褐色或暗棕色，有竖着的褶皱，表面粗糙，易折断，气味浓香。辽藁本较小，有很多细长弯曲的根。

生境分布

藁本主要生长于山谷之内和多石砾的山坡林下，分布于河南、陕西、甘肃、江西、湖北、湖南、四川、山东、云南等地。

对症下药

头痛及巅顶痛

藁本、川芎、细辛、葱头，煎服。

偏正头风，伤寒及头风，遍身疮癣，手足顽麻

川芎、细辛、白芷、甘草、藁本各等份，为末，每药四两，入煅了石膏末一斤，水和为丸，每一两做八丸。每服一丸，食后薄荷茶嚼下。

胃痉挛、腹痛

藁本五钱，苍术三钱，水煎服。

疥癣

藁本煎汤浴之，及用浣衣。

干洗头屑

藁本、白芷等份为末，夜掺发内，明早梳之，垢自去。

鼻上面上赤

藁本研细末，先以皂角水擦动赤处，拭干，以冷水或蜜水调涂，干再用。

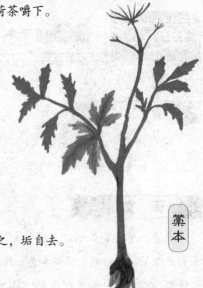

藁本

狗脊

别名 强膂、扶筋、百枝、狗青

原 文

狗脊，味苦，平。主腰背强，机关缓急，周痹寒湿膝痛，颇利老人。一名百枝。生川谷。

译 文

狗脊，味苦，性平。主治腰背僵硬，脊柱关节不利，全身寒湿痹痛、膝部疼痛，对于老年人尤其有利。又叫百枝。生长于两山之间有流水的高坡土地上。

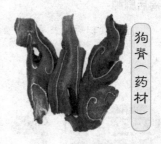

狗脊（药材）

品名释义

狗脊为蚌壳蕨科植物金毛狗脊的干燥根茎。

熟狗脊呈不规则的长块状，表面深棕色，有金黄色的茸毛，质坚硬，不易断。生狗脊表面有金黄色柔毛，表面浅棕色，平滑。质脆，易折断。

生境分布

狗脊生长于河流边的谷地之内，以及树林下背阴处，分布于我国华南、西南及浙江、江西、福建、湖南等地。

对症下药

男子各种风疾

用金毛狗脊，盐泥严封煅红，取出去毛，与苏木、川乌头（生用）等份为末，加米醋糊为丸子，如梧子大。每服二十九，温酒或盐汤送下。

妇女白带

用金毛狗脊（去毛）、白蔹各一两，鹿茸（酒蒸后稍焙）二两，共研为末，加

艾煎醋汁，和糯米糊做成丸子，如梧子大。每服
五十九，空心服，温酒送下。

固精强骨

用金毛狗脊、远志肉、茯神、当归身等份为末，
加熟蜜做成丸子，如梧子大。每服五十九，温酒
送下。

病后脚肿

除节食以养胃气之外，再用狗脊煎汤浸洗。

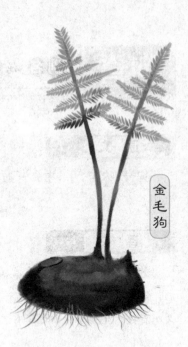

金毛狗

萆薢

别名 赤节、百枝、竹木、白菝葜

原 文

萆薢，味苦，平。主腰背痛，强骨节，风寒湿周痹，恶疮不瘳，热气。生山谷。

译 文

萆薢，味苦，性平。主治腰背疼痛，骨骼关节僵硬，风寒湿引起的全身麻痹，恶疮久治不愈及其引起的发热症状。生长于山中的深谷处。

品名释义

萆薢为多年生藤本植物，中医用其根状茎入药。粉萆薢为薯蓣科植物粉背薯蓣或山萆薢等的干燥根茎，切片厚约三毫米，边缘不整齐，表面黄白色，平坦且细腻，质坚实、易折断。绵萆薢为薯蓣科植物纤细薯蓣或叉蕊薯蓣等的干燥根茎，为不规则的薄片，外皮较厚，周边多卷曲，表面为浅黄白色，

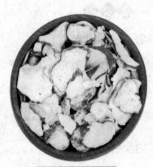

草薢（药材）

粗糙，有脉筋，质柔软，易折断。

 生境分布 •••

　　萆薢生长于山腰陡坡、山谷缓坡及水沟边的背阴处等地。绵萆薢主要分布于浙江、福建等地区，粉萆薢主要分布于浙江、安徽、江西、湖南等地区。

 对症下药 •••

症 状 一

真元不足，下焦虚寒，小便白浊，频数无度

　　益智仁、川萆薢、石菖蒲、乌药各等份，为细末。每服三钱，水一盏半，入盐一捻，同煎至七分，温服，食前。

症 状 二

小便频数

　　川萆薢（洗）为细末，酒和为丸如梧子大。每服七十九，空心、食前，盐汤、盐酒任下。

症 状 三

小肠虚冷，小便频数

　　牛膝（酒浸，切，焙）、续断、芎䓖各半两，萆薢二两。

　　上四味，捣罗为末，炼蜜和丸如梧子大，空心盐汤下四十九；或作汤，入盐煎服亦得。

症 状 四

小便混浊

　　鲜萆薢根头刮去皮须，每次二两，水煎服。

症 状 五

阴痿失溺

　　萆薢二钱，附子一钱五分。合煎汤内服。

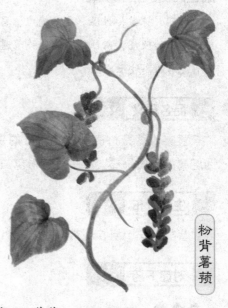

粉背薯蓣

第三卷　中品药材

营实

原　文

营实，味酸，温。主痈疽、恶疮结肉，跌筋败疮，热气阴蚀不瘳；利关节。一名墙薇，一名墙麻，一名牛棘。生川谷。

译　文

营实，味酸，性温。主治痈疽、恶疮使筋肉聚积突起高于皮肤，筋脉受伤形成难以愈合的败疮，阴蚀疮；能使关节通利。又叫墙薇、墙麻、牛棘。生长于两山之间有流水的高坡土地上。

品名释义

营实为蔷薇科植物多花蔷薇的果实。呈卵圆形，有柄，外皮红褐色，内为肥厚的肉质果皮，种子呈黄褐色。

生境分布

营实生长于河谷地带，主要分布于山东、江苏、河南等地。

对症下药

消渴尿多

用蔷薇根一把，水煎，每日服用。

小儿尿床

用蔷薇根五钱，煎酒夜饮。

口咽痛痒

用蔷薇根皮、射干各一两，甘草（炙）半两，每取二钱，水煎服。

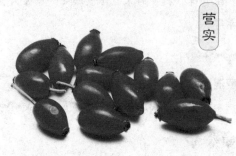

营实

边学边用神农本草经

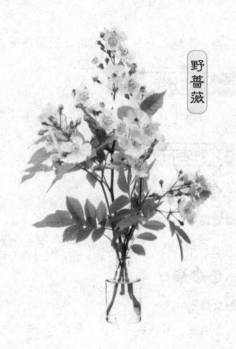

口舌糜烂

用蔷薇根，打去土，煮成浓汁，温含口中，冷即吐去。

——症状五——

痈肿疔毒

用蔷薇皮交替炙热熨患处。

——症状六——

刀伤肿痛

用蔷薇根烧灰，每服一匙，开水送下。一天服三次。

白薇

别名 薇草、白幕、春草

原文

白薇，味苦，平。主暴中风，身热肢满，忽忽不知人，狂惑，邪气寒热酸疼，温疟洗洗，发作有时。生川谷。

译文

白薇，味苦，性平。主治身体突然中风，全身发热、肢体烦满，精神恍惚、不省人事，癫狂惶惑，风邪导致的恶寒发热、肢体酸痛，温疟引起的发热发冷症状，规律性地发作。生长于两山之间有流水的高坡土地上。

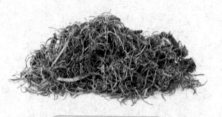

白薇（药材）

品名释义

白薇为萝藦科植物白薇或蔓生白薇的干燥根及根茎。春、秋二季采挖，洗净，干燥。本品茎节短粗，表面为棕黄色，质脆，易折断，有轻微的气味。

 生境分布 ····

　　白薇生长于平原的河流谷地，全国大部分地区均有分布。

对症下药 ····

 症状一

肺实鼻塞，不知香臭

　　白薇、款冬花、贝母各一两，百部二两，共研为末。每服一钱，米汤送下。

 症状二

妇女遗尿

　　白薇、芍药各一两，共研为末，每服一茶匙，酒送下。一天服三次。

 症状三

血淋、热淋

　　治法同上。

 症状四

妇女血厥

　　白薇、当归各一两，人参半两，甘草一钱半。每服五钱，加水二碗煮成一碗，温服。

 症状五

刀伤

　　用白薇研末敷伤口。

 症状六

妇女产中虚烦呕逆

　　用白薇同桂树一分，竹皮同石膏三分，甘草七分，加枣肉调成丸子。每服一丸，米汤送下。有热者白薇用量加倍。

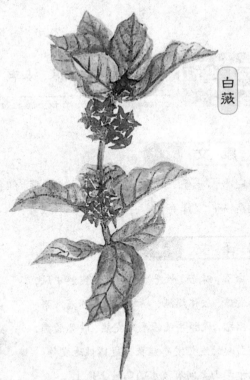

白薇

地榆

别名 玉豉、酸赭

原 文

地榆，味苦，微寒。主妇人乳痓痛，七伤，带下病；止痛，除恶肉，止汗，疗金疮。生山谷。

译 文

地榆，味苦，性微寒。主治妇人生产时痉挛抽痛、各种虚损性疾病、带下病；具有止痛、去除腐肉、止汗、治疗金属创伤的功效。生长于山中的深谷处。

品名释义

地榆为多年生草本植物地榆的干燥根。地榆花小，无花瓣，聚生成头状或穗状花序。叶互生，羽状复叶，干叶可制饮料。根粗壮，多呈纺锤形，表面棕褐色或紫褐色。

生境分布

地榆适应能力强，全部生长于北温带，栽培不广泛，野生于山坡、路旁或田边，全国各地都有分布。

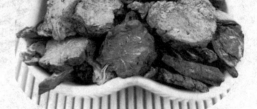

地榆（药材）

对症下药

吐血

用地榆三两，加米醋一升，煮沸十多次，去滓，饭前热服一合。

妇女漏下，赤白不止，人极黄瘦

治方如上。

血痢不止

将地榆晒干，研细。每服二钱，掺在羊血上炙熟食下。又方：单用地榆煎汤，每服三合。

赤白下痢

用地榆一斤，加水三升煮成一升半，去渣，熬成膏。每服三合，空腹服。一天服两次。

大便下血，长期不愈

用地榆、鼠尾草各二两，加水二升，煮成一升，一次服完。

地榆

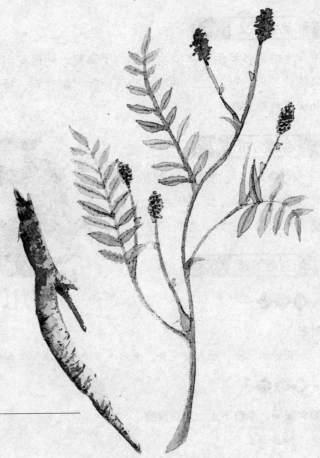

根，味苦，性微寒，有止血凉血、清热解毒、收敛止泻等功效，主治血痢、烧灼伤、湿疹、上消化道出血、便血、崩漏等症。

海藻

别名 落首、海萝

原 文

海藻，味苦，寒。主瘿瘤气、颈下核，破散结气，痈肿，癥瘕，坚气腹中上下鸣，下十二水肿。一名落首。生池泽。

译 文

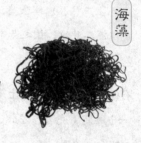

海藻

海藻，味苦，性寒。主治瘿瘤结气，颈部有核状肿块，可以使结气破解消散，能治疗痈肿、癥瘕、腹中邪气上下流动的鸣响，消除多种水肿。又叫落首。生长于沼泽、大海中。

品名释义

海藻是指生长在潮间带及亚潮间带的肉眼可见的大型藻类，通常包括绿藻、褐藻及红藻三大类。有大叶海藻和小叶海藻两种。大叶海藻黑褐色，主干呈圆柱状，有短小的刺状突起。小叶海藻较小，分枝互生，无刺状突起，夏秋二季采捞较好。

生境分布

海藻生长于潮间带及亚潮间带，辽宁、山东、福建、浙江、广东等沿海地区均有分布。

对症下药

项下瘰疬

用海藻一斤，装薄布袋中，泡酒二升。每服二合，一天服三次。药渣晒干，研为末，每服一匙。一天服三次，连服几剂，即消瘰疬。

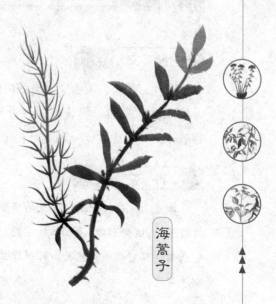

海蒿子

蛇盘瘰疬，头项交接

用海藻（荞面炒）、白僵蚕（炒），等份为末，加白梅汤调成丸子，如梧子大。每服六十九，米汤送下。毒气必泄。

颈下卒结囊，渐大欲成瘿

海藻一斤（去咸），清酒二升。

上二味，以绢袋盛海藻酒渍，春夏二日。一服二合，稍稍含咽之，日三。酒尽更以酒二升渍，饮之如前。渣暴干，末服方寸匕，日三。尽更作，三剂佳。

石瘿、气瘿、劳瘿、土瘿、忧瘿

海藻（洗）、龙胆、海蛤、通草、昆布（洗）、矾石（枯）、松萝各三分，麦曲四分，半夏。

上为末，酒服方寸匕，日三。忌鲫鱼、猪肉、五辛、生菜诸杂毒物。

泽兰

别名 水香、都梁香、虎兰、虎蒲、龙枣、孩儿菊

原文

泽兰，味苦，微温。主乳妇内衄，中风余疾，大腹水肿，身面、四肢浮肿，骨节中水，金疮痈肿疮脓。一名虎兰，一名龙枣。生大泽旁。

译文

泽兰，味苦，性微温。主治产妇内脏有瘀血，中风后遗症，腹部水肿，身面四肢浮肿，骨骼关节中水肿，金属创伤痈肿形成的脓疮。又叫虎兰、龙枣。生长于湖泊岸边。

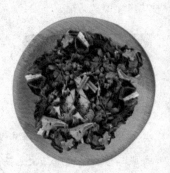

泽兰（药材）

品名释义 ···

泽兰为唇形科植物毛叶地瓜儿苗的干燥地上部分及地下茎。夏、秋季茎叶茂盛时采割，晒干。本品茎呈方柱形，少分枝，四面均有浅纵沟。表面黄绿色或带绿色，节处紫色明显，有白色茸毛；质脆，断面黄白色，髓部中空。叶对生，有短柄；叶片多皱缩，展平后呈披针形或长圆形；上表面黑绿色，下表面灰绿色。地下茎横走，先端常膨大呈纺锤状。

生境分布 ···

泽兰生长于湖泊岸边，主要分布于江苏、浙江、安徽等地。

对症下药 ···

—— 症状 ——

产后水肿，血虚浮肿

泽兰、防己，等份为末。每服二钱，醋酒送下。

叶，主治妇女产前产后呕血、金疮、腹痛等症，是妇人方中急用之药。

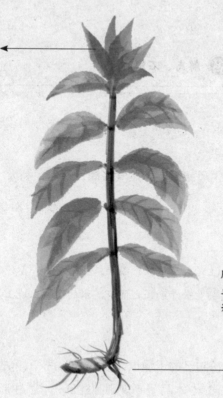

根，有利九窍、通血脉、排脓治血、止鼻洪吐血的功效，主治产后心腹痛等症。

症状二

小儿褥疮

嚼泽兰心把疮周围封起来。

症状三

疮肿初起

把泽兰捣烂封住。

症状四

损伤瘀肿

治法同上。

症状五

产后阴翻

用泽兰四两，煎汤熏洗。二、三次后，再加枯矾一起煎洗。

防己

别名 解离、石解

原文

防己，味辛，平。主风寒温疟，热气诸痫；除邪，利大小便。一名解离。生川谷。

译文

防己，味辛，性平。主治外感风寒、温疟，身体发热，各种痫症；能祛除热邪，使大小便通利。又叫解离。生长于两山之间有流水的高坡土地上。

品名释义

防己为防己科植物粉防己的干燥根。秋季采挖，洗净，除去粗皮，晒至半干，切段。个大者再纵切，干燥。本品呈不规则圆柱形，半圆柱形或块状，多弯曲。

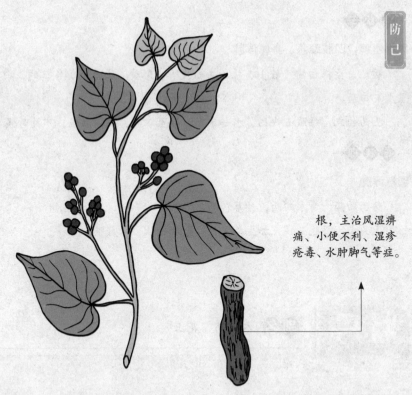

根，主治风湿痹痛、小便不利、湿疹疮毒、水肿脚气等症。

表面淡灰黄色，在弯曲处常有深陷横沟而成结节状的瘤块。体重，质坚实，断面平坦，灰白色，富粉性，有排列较稀疏的放射状纹理。气微，味苦。

 生境分布

防己生长于河流谷地，主要分布于浙江、安徽、湖北、湖南、江西等地。

 对症下药

——症状一——

皮水为病，四肢肿

防己三两，黄芪三两，桂枝三两，茯苓六两，甘草二两。

上五味，以水六升，煮取二升，分温三服。

——症状二——

小便淋涩

木防己、防风、葵子各二两，咬碎，用水五升，煮二升半，分三服。

风寒湿痹，四肢挛急、身体浮肿

防己、桑根白皮（锉）、桂（去粗皮）、麻黄（去根节）各三两，白茯苓（去黑皮）四两。

上为粗末，每服五钱匕，水一盏半，煎至八分，去滓温服，不拘时候。

湿气浮肿

防己四两，白术四两，甘草二两。

上为末，每服三钱，加生姜三片，大枣一枚，水煎服。

牡丹　别名 木芍药、花王

原　文

牡丹，味辛，寒。主寒热，中风瘈疭，惊痫邪气；除癥坚瘀血留舍肠胃，安五脏，疗痈疮。一名鹿韭，一名鼠姑。生山谷。

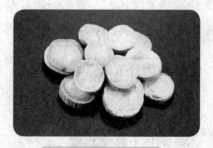

牡丹（药材）

译　文

牡丹，味辛，性寒。主治身体的恶寒发热、中风抽搐痉挛、惊恐癫痫等邪气，具有消散瘀血、治疗肠胃留滞不通、安宁五脏、消除痈疮的功效。又叫鹿韭、鼠姑。生长于山中的深谷处。

品名释义

牡丹原产于中国西部秦岭和大巴山一带山区，汉中是中国最早人工栽培牡丹的地方，为落叶亚灌木。牡丹多采用嫁接方法进行栽培，因为与芍药同属芍药属，又多选用芍药作为砧木。主要以根皮入药，野生单瓣者药效最佳，成品呈桶状或半桶状，有较为明显的细纵纹，为灰褐色或黄褐色，常见发亮的结晶，质坚硬而脆，易折断，气味芳香。

 生境分布 ···

　　牡丹生长于向阳之地，土壤肥沃之处，庭园栽培为主。丹皮主要以安徽、四川产者为佳。

 对症下药 ···

──症状一──

疝气

　　用牡丹皮、防风，等份为末，每服二钱，酒送下。

──症状二──

妇女恶血

　　用牡丹皮半两、干漆（烧至烟尽）半两，加水二杯，煎成一杯服下。

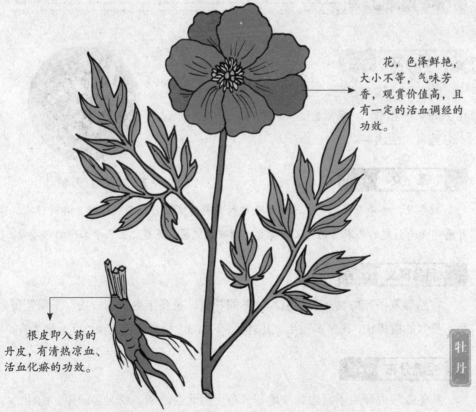

花，色泽鲜艳，大小不等，气味芳香，观赏价值高，且有一定的活血调经的功效。

根皮即入药的丹皮，有清热凉血、活血化瘀的功效。

牡丹

伤损瘀血

用牡丹皮二两、虻虫二十一个（熬过），同捣碎。每天早晨服一匙，温酒送下。

刀伤后内出血

用牡丹皮研细，水冲服少许。瘀血自尿中排出。

下部生疮

取牡丹末一匙煎服。一天三次。

款冬花

别名 款冻、颗冻、氏冬

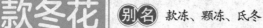

原 文

款冬花，味辛，温。主咳逆上气善喘，喉痹，诸惊痫寒热邪气。一名橐吾，一名颗冻，一名虎须，一名菟奚。生山谷。

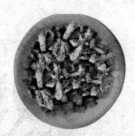

款冬花（药材）

译 文

款冬花，味辛，性温。主治咳嗽气逆时常有哮喘发作，咽喉肿痛，各种惊痫、外感邪气而引起的恶寒发热。又叫橐吾、颗冻、虎须、菟奚。生长于山中的深谷处。

品名释义

本品为双子叶植物药菊科植物款冬的花蕾，是多年生草本植物。干燥花蕾呈不整齐的棍棒状，花序多连生，上端粗、下端细，呈紫红色或淡红色，气清香。

生境分布

款冬栽培或野生于河边、沙地，分布于河北、河南、湖北、四川、山西、陕西、甘肃、内蒙古、新疆、青海、西藏等地。

 对症下药 ...

症状一

久咳不愈

　　早晨取款冬花一小团，拌蜜少许，放在瓦罐内烧烟。罐留一孔，让烟出，以口吸烟咽下。如此五日，至第六日，吃一餐羊肉包子，从此病愈。

 症状二

痰嗽带血

　　用款冬花、百合（蒸、焙），等份为末，加蜜做成丸子，如龙眼大。每天临睡时嚼服一丸，姜汤送下。

 症状三

口中疳疮

　　用款冬花、黄连，等份为末，以唾液调成饼子，先用蛇床子煎汤漱口，随后将饼子敷患处。

款冬

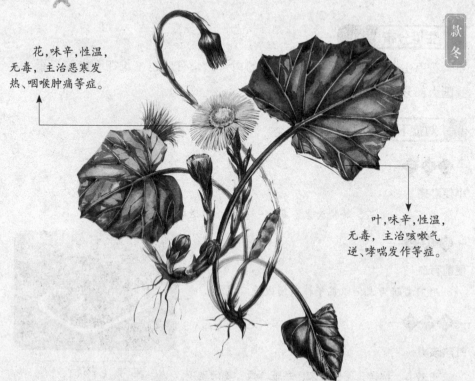

花，味辛，性温，无毒，主治恶寒发热、咽喉肿痛等症。

叶，味辛，性温，无毒，主治咳嗽气逆、哮喘发作等症。

石韦

 **别名** 石鞭、石皮、石兰

原 文

石韦，味苦，平。主劳热，邪气五癃闭不通，利小便水道。一名石鞭。生山谷石上。

译 文

石韦，味苦，性平。主治劳伤引起的发热，邪气聚集引起的小便癃闭不通，能通利小便水道。又叫石鞭。生长于山中深谷处的土石之上。

品名释义

石韦为水龙骨科石韦属植物庐山石韦、石韦或有柄石韦的全草。春、夏、秋均可采收，除去根茎及须根，晒干。叶为革质，呈披针形，灰绿色或灰棕色，无气味。

生境分布

石韦主要附生于低海拔树林中的树干上，有的也生长在干燥的岩石上，我国大部分地区均有分布。

对症下药

 —— 症 状 一 ——

小便淋痛

用石韦、滑石，等份为末，每取一小撮，水送服。

 —— 症 状 二 ——

便前有血

用石韦研为末，以茄子枝煎汤送服二钱。

 —— 症 状 三 ——

气热咳嗽

用石韦、槟榔，等份为末，每服二钱，姜汤送下。

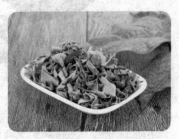

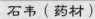
石韦（药材）

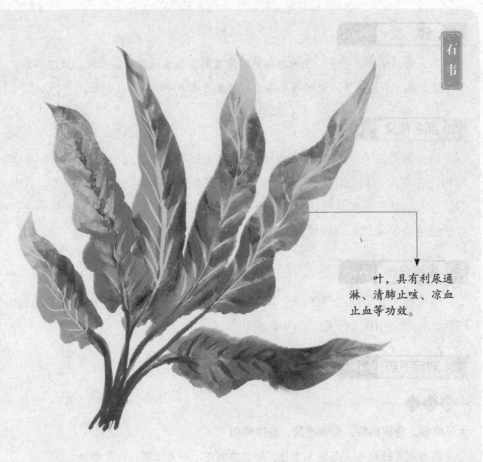

叶，具有利尿通淋、清肺止咳、凉血止血等功效。

崩中漏下

用石韦研为末，每服三钱，温酒送下。

马先蒿

马屎蒿、烂石草、练石草、虎麻

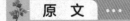 原　文

　　马先蒿，味苦，平。主寒热，鬼疰，中风湿痹，女子带下病，无子。一名马屎蒿。生川泽。

译 文

马先蒿，味苦，性平。主治身体的恶寒发热，传染性鬼疰，中风、风湿痹症，女子带下病、不孕症等。又叫马屎蒿。生长于河边泽畔的水草丛生处。

品名释义

马先蒿是玄参科马先蒿属植物的统称，全草入药。马先蒿是多年生草本植物，花期比一般高山花早，五月至六月底开花，果实为蒴果，褐色，在七月至八月成熟。根多丛生，为细长纤维状。茎粗壮中空，叶多互生，花单生，淡紫红色，蒴果斜长圆状披针形。

生境分布

马先蒿生长于河边泽畔的水草丛生处，分布于东北、内蒙古、河北、山西、陕西、甘肃、山东、安徽、四川、贵州等地。

对症下药

大风癞疾，骨肉疽败，眉须堕落，身体痒痛

以马先蒿炒捣末，每服方寸匕，食前温酒下。一日三服，一年都瘥。

疥疮

外用适量，煎水洗患处。

风湿性关节炎，关节疼痛，小便少

马先蒿根五钱，水煎服。

尿路结石，小便不畅

马先蒿根四两，研末。每服二钱，开水送服，每天二次。

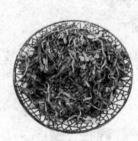

马先蒿（药材）

积雪草 别名 胡薄荷、地钱草、连钱草

原文

积雪草，味苦，寒。主大热，恶疮，痈疽浸淫，赤熛皮肤赤，身热。生川谷。

译文

积雪草，味苦，性寒。主治严重发热，恶性疮疡，痈肿溃烂，浸淫疮，赤熛疮导致皮肤红赤，身体发热。生长于两山之间有流水的高坡土地上。

品名释义

积雪草，多年生匍匐草本植物，全草入药，常卷缩成团状。其茎细长，结节生根，密生成，表面浅黄色或灰黄色。

生境分布

积雪草喜生长于湿润的河岸、沼泽、草地中，主要分布于我国长江以南各地。

对症下药

外感暑热、鼻咽

积雪草、旱莲草、青蒿（均鲜）各适量，共捣烂取汁，用冷开水冲服。

麦粒肿

鲜积雪草洗净捣烂，掺红糖敷之。

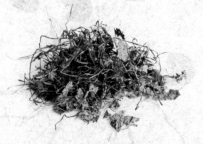

积雪草（药材）

热毒痈肿

秋后收积雪草，阴干为末，水调敷之。生捣亦可。

牙痛塞耳

用积雪草和水沟污泥同捣烂，随左右塞耳内。

积雪草

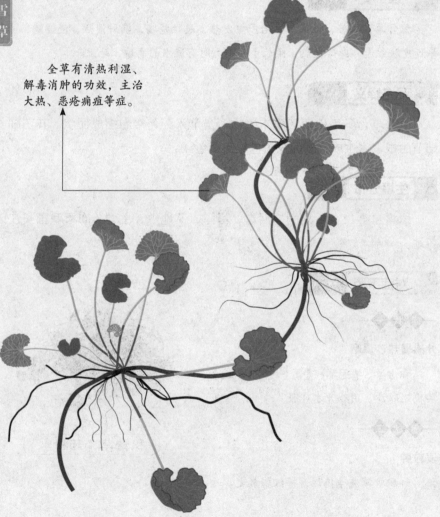

全草有清热利湿、解毒消肿的功效，主治大热、恶疮痈疽等症。

蜀羊泉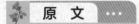

别名　羊泉、羊饴、漆姑草

原文

蜀羊泉，味苦，微寒。主头秃，恶疮热气，疗痿痂，癣虫；疗齿龋。生川谷。

译文

蜀羊泉，味苦，性微寒。主治头秃疮，恶性疮疡引起的发热，疥疮瘙痒结痂，蛲虫癣，还能治疗齿龋。生长于两山之间有流水的高坡土地上。

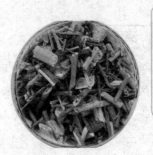

蜀羊泉（药材）

品名释义

本品为茄科茄属植物青杞的全草或果实。茎具棱角，多分枝，浆果近球形，熟时红色；种子扁圆形。花期夏秋间，果熟期秋末冬初，夏、秋季割取全草，洗净，切段，鲜用或晒干。

生境分布

原植物生长于河流谷地及山坡上的向阳处，分布于内蒙古、山西、陕西、甘肃、新疆、山东、江苏、安徽、河南及四川等地。

对症下药

症状一

黄疸

用蜀羊泉的把，捣汁和酒服，三、五次之后，即可见效。

症状二

漆疮

用蜀羊泉捣烂涂搽。

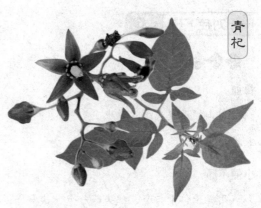

青杞

栀子

别名 木丹、越桃、鲜支

原 文 ····

栀子，味苦。主五内邪气，胃中热气，面赤，酒疱皶鼻，白癞赤癞，疮疡。一名木丹。生川谷。

译 文 ····

栀子，味苦。主治五脏内有邪气郁结，胃中有热气蒸腾，面部发红，酒糟鼻、白癞赤癞、疮疡等。又叫木丹。生长于两山之间有流水的高坡土地上。

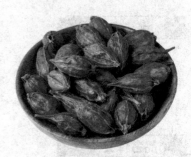

栀子（药材）

品名释义 ····

栀子的果实是传统中药，属原卫生部 2002 年颁布的第 1 批药食两用资源。别名黄栀子、山栀、白蟾，是茜草科植物栀子的果实，入药者皮薄，圆而小，大而长者被称为伏尸栀子，药效很小。

生境分布 ····

栀子生长于低海拔的稀疏林间以及河谷、荒坡、路旁，山东、江苏、安徽、浙江、江西、福建等地均有分布。

对症下药 ····

鼻血

用山栀子烧灰吹入鼻中。

小便不通

用栀子仁十四个、独头蒜一个、盐少许，捣烂贴脐上及阴囊。

边学边用神农本草经

热毒血痢

　　用栀子十四枚，去皮，捣为末，加蜜做成丸子，如梧子大。每服三丸，一天服三次。亦可用水煎服。

胃脘火痛

　　用大栀子七枚（或九枚）炒焦，加水一碗，煎至七成，加入生姜汁饮下。

风痰头痛

　　用栀子末和蜜浓敷舌上，得吐即止痛。

栀子

果实，有泻火除烦、清热利湿、凉血解毒等功效。

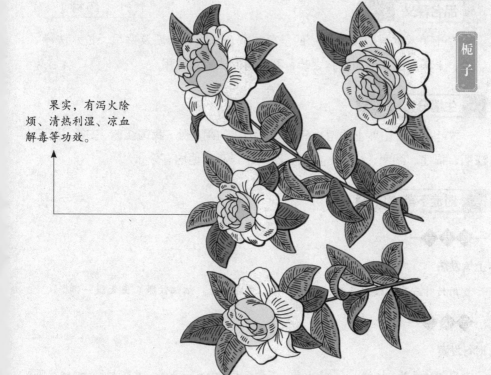

第三卷　中品药材

竹叶

别名 淡竹叶、金鸡米

原 文

竹叶,味苦,平。主咳逆上气,溢筋急,恶疡,杀小虫。根,作汤,益气止渴,补虚下气。汁,主风痓。实,通神明,益气。

译 文

竹叶,味苦,性平。主治咳嗽气逆、筋脉过度紧张拘急、恶性疮疡,能杀灭小虫。竹根可煮热汤饮用,具有增益气血、消止口渴、补养虚损、使体内逆气下行的作用。竹汁,主治受风抽搐。竹实,具有使人神清气爽的功效。

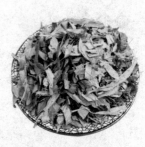

竹叶(药材)

品名释义

竹叶即禾本科植物淡竹叶的全草,取全草除去杂质及残根,抢水洗净,切段,干燥而成。形如细竹之叶,茎叶可制成凉茶饮用。

生境分布

竹叶生长于山坡上的树林间以及水沟边的阴湿处,我国江苏、安徽、浙江、江西、福建、湖南、广东、广西、四川、云南等地均有分布。

对症下药

上气发热

用竹叶三斤、橘皮三两,加水一斗,煮成五升,细细饮服。三天服一剂。

时行发黄

用竹叶五升(切细)、小麦七升、石膏三两,加水一斗半,煮取七升,细细饮服。服尽一剂可愈。

牙齿出血

用淡竹叶煎浓汁含漱。

脱肛不收

用淡竹叶煎浓汁热洗。

热渴

淡竹叶五升，茯苓、石膏（碎）各三两，小麦三升，栝楼二两。

上五味，以水二斗煮竹叶，取八升，下诸药，煮取四升，去滓分温服。

产后中风发热，面正赤，喘而头痛

竹叶一把，葛根三两，防风一两，桔梗、甘草各一两，桂枝一两，人参一两，附子（炮）一枚，大枣十五枚，生姜五两。

上十味以水一斗煮取二升半，分温三服。温覆使汗出。

淡竹叶

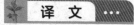

吴茱萸 **别名** 曲药子、伏辣子、茶辣

原文

吴茱萸，味辛，温。主温中，下气止痛，咳逆寒热；除湿、血痹；逐风邪，开腠理。根，杀三虫。一名藙。生山谷。

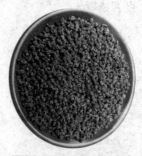
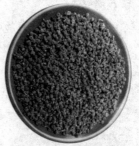

吴茱萸（药材）

译文

吴茱萸，味辛，性温。主要功效是温补内脏，下气止痛，治疗咳嗽气喘，身体的恶寒发热，能祛除湿邪，消散血痹，驱逐风邪，舒理肌肤。它的根能杀灭蛔、赤、蛲三虫。又叫藙。生长于山中的深谷处。

品名释义 ····

　　吴茱萸为芸香科植物吴茱萸的近成熟果实。吴茱萸为灌木或小乔木，蓇葖果紫红色，有粗大腺点，每果含种子1粒。花期6～8月，果期9～10月。8～11月果实尚未开裂时采制，剪下果枝，晒干或低温干燥，除去枝、叶、果梗等。

 生境分布 ····

　　吴茱萸生长于温暖地带的山地、路旁或疏林下，分布于广东、广西、贵州、云南、四川、陕西、湖南、湖北、福建、浙江、江西等地。

 对症下药 ····

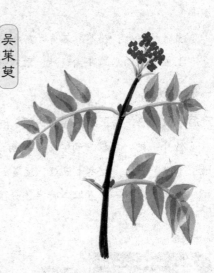

吴茱萸

── 症 状 一 ──

中风

　　用茱萸一升、姜豉三升、清酒五升，合煎开数次，冷后每服半升。一天服三次。微汗即愈。

── 症 状 二 ──

全身发痒

　　用茱萸一升，加酒五升，煮成一升半，乘温擦洗，痒即停止。

── 症 状 三 ──

冬月感寒

　　用吴茱萸五钱煎汤服，以出汗为度。

── 症 状 四 ──

呕吐、胸满、头痛

　　用茱萸一升、枣二十枚、生姜一两、人参一两，加水五升煎成三升，每服七合，一天服二次。

── 症 状 五 ──

心腹冷痛

　　用吴茱萸五合，加酒三升煮开，分三次服。

桑根白皮

原文

桑根白皮，味甘，寒。主伤中，五劳六极，羸瘦，崩中，脉绝，补虚益气。叶，主除寒热出汗。桑耳，黑者，主女子漏下赤白汁，血病症瘕积聚，阴痛，阴阳寒热无子。五木耳，名檽，益气不饥，轻身强志。生山谷。

译文

桑根白皮，味甘，性寒。主治内脏受损，五脏及筋、骨、血等极度受损，身体羸弱消瘦，女子非经期阴道出血，脉搏衰弱间断，具有补虚益气的功效。桑叶，主要功效是治疗发热恶寒，使人发汗。桑树上生长的木耳，黑色的主治女子非经期出血，赤白带下，血病、症瘕积聚，阴部疼痛，祛除发热恶寒及不孕症。楮、榆、柳、槐、桑这五种树上生长的木耳都叫作檽，能补益气血，使人没有饥饿感，轻身健体，增强记忆力。生长于山中的深谷处。

品名释义

桑根白皮是桑白皮的处方别名，即双子叶植物桑科桑的根皮。呈扭曲的桶状，外表为淡黄白色，平滑而有细纵纹，质坚韧，难以折断，容易纵向撕裂，撕裂时会飞出白色粉尘。

生境分布

原植物生长于山中的深谷处，全国大部分地区均有分布。

对症下药

咳嗽吐血

用新鲜桑根白皮一斤，浸淘米水中三宿，刮去黄皮，锉细，加糯米四两，

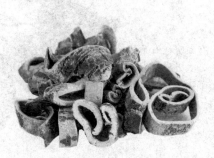

桑根白皮（药材）

焙干为末。每服一钱，米汤送下。

消渴尿多

　　用入地三尺的桑根，剥取白皮，炙至黄黑，锉碎，以水煮浓汁，随意饮服，亦可加一点米同煮，但忌用盐。

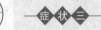

产后下血

　　用桑白皮，炙过，煮水饮服。

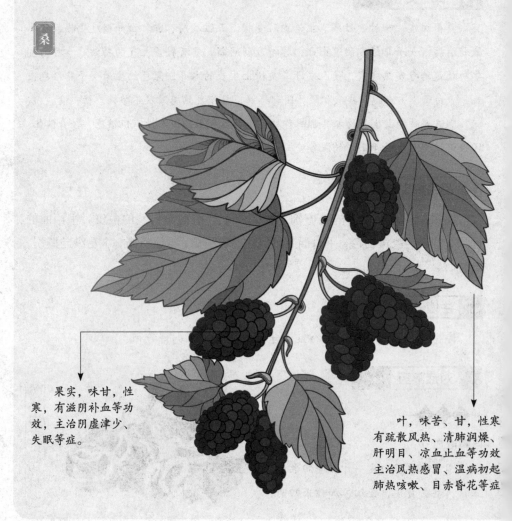

　　果实，味甘，性寒，有滋阴补血等功效，主治阴虚津少、失眠等症。

　　叶，味苦、甘，性寒有疏散风热、清肺润燥、肝明目、凉血止血等功效主治风热感冒、温病初起肺热咳嗽、目赤昏花等症

月经后带红不断

锯桑根取屑一撮，酒冲服。一天服三次。

跌伤

用桑根白皮五斤，研为末，取一升，煎成膏，敷伤处。

芜荑

别名 莁荑、无姑、蕨蘑

原 文

芜荑，味辛，平。主五内邪气，散皮肤骨节中淫淫温行毒，去三虫，化食。一名无姑，一名蕨蘠。生川谷。

译 文

芜荑，味辛，性平。主治五脏内的邪气积聚，能消散皮肤及关节中的温邪走毒，能杀灭蛔、赤、蛲三种寄生虫，帮助消化食物。又叫无姑、蕨蘠。生长于两山之间有流水的高坡土地上。

品名释义

芜荑为榆科榆属植物大果榆果实的加工品。枝常有具木栓质翅，当年生枝绿褐色或褐色，有粗毛；老枝褐色无毛。种子位于翅果的中部。夏季将果实采下，晒干，搓去膜翅取出种子，将种子浸入温水中发酵后加入榆树皮面、红土、菊花末，加上温开水后混合为糊状，摊平，晒干即成成品。

生境分布

原植物生长于山地、山麓、固定沙丘上及林缘、河岸，分布于东北、华北、西北及江苏等地。

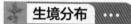

对症下药

症 状 一

脾胃有虫，面黄无色

用芜荑仁二两，和面炒成黄色，研为末。每服二匙，米汤送下。

症 状 二

体内有寄生虫

用生芜荑、生槟榔各四两，研为末，加蒸饼做成丸子，如梧子大。每服二十丸，开水送下。

症 状 三

久泄，气多粪少

用芜荑五两，捣末，加饭做成丸子，如梧子大。每日空心于饭前服三十丸，久服能安神保健。

症 状 四

婴孩惊风后失声

用芜荑、神曲、麦蘖、黄连各一钱，分别炒过，共研为末，加猪胆汁调糊做成丸子。如黍米大。每服十丸，木通汤送下。

症 状 五

虫牙作痛

将芜荑仁放蛀齿孔中。

症 状 六

腹中鳖瘕

用芜荑炒过煎汤服，同时服暖胃、益血、理中的药物。若服雷丸、锡灰之类，是不会见效的。

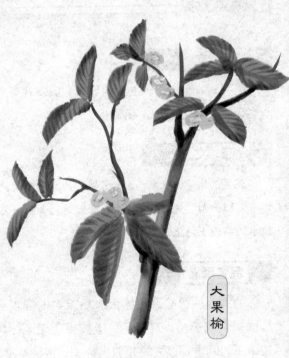

大果榆

枳实

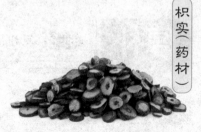

枳实（药材）

原 文

枳实，味苦，寒。主大风在皮肤中如麻豆苦痒，除寒热结，止痢，长肌肉，利五脏，益气轻身。生川泽。

译 文

枳实，味苦，性寒。主治风邪侵入皮肤，生出芝麻、豆子般大小的疙瘩，极痒难忍。能够解除寒热邪气积聚，具有治疗痢疾、增长肌肉、调和五脏、增益气力、使身体轻巧的功效。生长于河边泽畔水草丛生之处。

品名释义

枳实为芸香科植物酸橙及其栽培变种或甜橙的干燥幼果。5～6月收集自落的果实，除去杂质，自中部横切为两半，晒干或低温干燥，较小者直接晒干或低温干燥。

酸橙

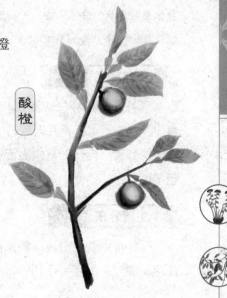

生境分布

丘陵、低山地带和江河湖泊岸边栽培而生，主要分布在四川、江西、湖南、湖北、江苏等地。

对症下药

症状一

胸痹结胸

陈枳实四枚，厚朴四两，薤白半斤，栝蒌一枚，桂一两。以水五升，先煎枳、朴，取二升去滓，纳余药，煎三、两沸，分温三服，当愈。

下痢脱肛

枳实石上磨平，蜜炙暖，更互熨之，缩乃止。

厚朴

别名 烈朴、赤朴、厚皮、重皮

原文

厚朴，味苦，温。主中风、伤寒头痛，寒热，惊悸，气血痹，死肌，去三虫。生山谷。

译文

厚朴，味苦，性温。主治中风、伤寒引起的头痛，身体恶寒发热，惊悸不安，气血阻痹，肌肉麻木不仁，能杀灭蛔、赤、蛲三种寄生虫。生长于山中的深谷处。

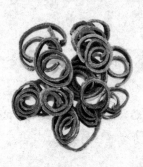

厚朴（药材）

品名释义

厚朴别名川朴、紫油厚朴，为木兰科植物厚朴或凹叶厚朴的干燥干皮、根皮及枝皮。4～6月剥取，根皮及枝皮直接阴干。干皮置沸水中微煮后，堆置阴湿处，"发汗"至内表面变紫褐色或棕褐色时，蒸软，取出，卷成筒状，晒干即可。

生境分布

厚朴常生长在山坡山麓及溪水旁的杂木林中，分布于陕西、甘肃、浙江、江西、湖北、湖南、四川、贵州等地。

对症下药

霍乱腹痛

用厚朴（炙）四两、桂心二两、枳实五枚、生姜二两，加水六升，煎取二升，

边学边用神农本草经

分三次服下。

痰呕逆，饮食不下

用厚朴一两、姜汁炙黄，研为末，每服二匙，米汤调下。

腹前胀满

用厚朴（制）半斤，甘草、大黄各三两，枣十枚，大枳实五枚，桂二两，生姜五两，加水一培，煎成四升，温服八合。一天服三次，呕吐者再加半夏五合。

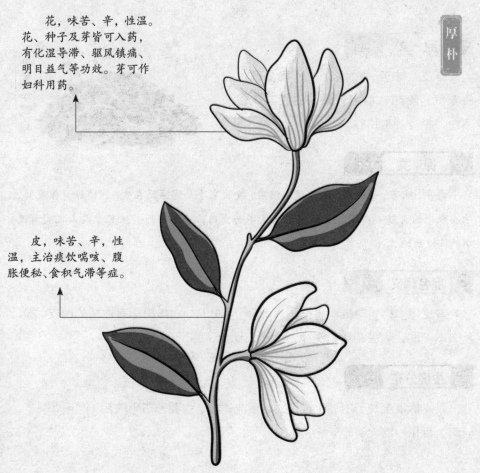

花，味苦、辛，性温。花、种子及芽皆可入药，有化湿导滞、驱风镇痛、明目益气等功效。芽可作妇科用药。

皮，味苦、辛，性温，主治痰饮喘咳、腹胀便秘、食积气滞等症。

厚朴

气胀心闷，饮食不下，久患不愈

将厚朴以姜汁炙焦后研为末。每服二匙，陈米汤调下，一天服三次。

症 状 五

大肠干结

用厚朴（生研）、猪脏（煮熟捣烂）和成丸子，如梧子大。每服三十九，姜水送下。

秦皮

 别名 石檀、盆桂、苦枥

原文

秦皮，味苦，微寒。主风寒湿痹，洗洗寒气；除热，目中青翳、白膜。久服头不白，轻身。生川谷。

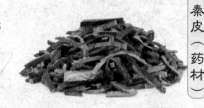

秦皮（药材）

译文

秦皮，味苦，性微寒。主治风寒湿痹，皮肤寒冷如同寒风在吹，能消除身体发热，除去眼中的青翳、白膜。长期服用头发不易变白，身体轻巧。生长于两山之间有流水的高坡土地上。

品名释义

秦皮为木犀科白蜡树属植物大叶梣、尖叶梣、白蜡树和宿柱梣的树皮。春、秋二季剥取，除去杂质，洗净，润透，切丝，晒干。

生境分布

原植物常生长于山坡上或河谷、溪流岸边，主要分布于陕西、四川、宁夏、云南、贵州、河北等地。

边学边用神农本草经

对症下药

赤眼生翳

用秦皮一两，加水一升半煮成七合，澄清后，每日煎温洗眼。此方中亦可加滑石、黄连等份。

眼睛突然肿痛

用秦皮、黄连各一两，苦竹叶半升，加水二升半，煮成八合，饭后温服。

眼长挑针

将秦皮锉细，和砂糖水同煎，调大黄末一钱服，微泻见效。

血痢多年

用秦皮、鼠尾草、蔷薇根等份，水煎，去渣，再煎浓做成丸子，如梧子大。每服五、六丸，一天服二次。亦可煎服。

大叶梣

第三卷 中品药材

秦椒

别名 大椒、椒、花椒

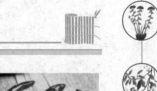

原文

秦椒，味辛，温。主风邪气，温中除寒痹，坚齿发，明目。久服轻身，好颜色，耐老增年，通神。生川谷。

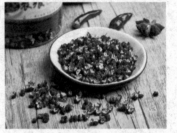

秦椒（药材）

译 文

秦椒，味辛，性温。具有祛除风邪之气、温补内脏、消逐寒痹、坚固牙齿和头发、增强视力的功效。长期服用能使身体轻巧，面色好看，延缓衰老，益寿延年，神清气爽。生长于两山之间有流水的高坡土地上。

品名释义

秦椒为芸香科植物花椒的果皮，为常用的调味品，也可以入药。果实成熟后，剪取果枝，晒干，除净枝叶杂质，将种子分离出去，取用果皮。

生境分布

原植物产于泰山河谷及秦岭之上，喜欢生长在土壤肥沃、排水良好、水源充足，具有一定坡度且背风向阳的地方，在中国大片地区广泛分布。

花椒

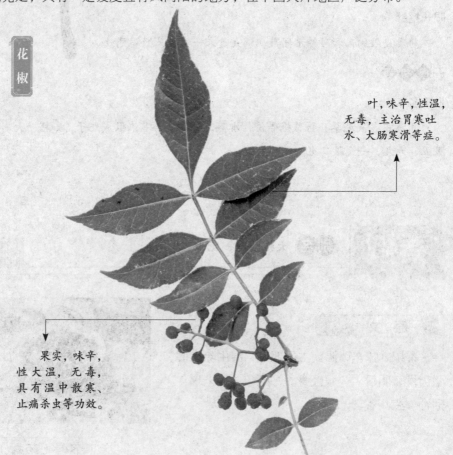

叶，味辛，性温，无毒，主治胃寒吐水、大肠寒滑等症。

果实，味辛，性大温，无毒，具有温中散寒、止痛杀虫等功效。

对症下药 ...

 —症·状·一—

饮少尿多

用秦椒、瓜蒂各二分，研为末。每服一匙，水送下，一天服三次。

—症·状·二—

手足心肿

用椒和盐末等份，醋调匀敷肿处。

 —症·状·三—

久患口疮

秦椒去掉闭口的颗粒，水洗后和面拌煮为粥，空心服，以饭压下。重者可多服几次，以愈为度。

 —症·状·四—

牙齿风痛

用秦椒煎醋含漱。

山茱萸 别名 蜀酸枣、肉枣、魅实、鸡足

 原 文 ...

山茱萸，味酸，平。主心下邪气，寒热，温中，逐寒湿痹，去三虫。久服轻身。一名蜀枣。生川谷。

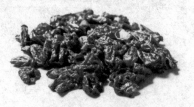

山茱萸（药材）

译 文 ...

山茱萸，味酸，性平。主治心下胃脘部有邪气积聚、身体恶寒发热，能够温补内脏，逐除寒湿痹痛。杀灭蛔、赤、蛲三种寄生虫。长期服用能使身体轻巧。又叫蜀枣。生长于两山之间有流水的高坡土地上。

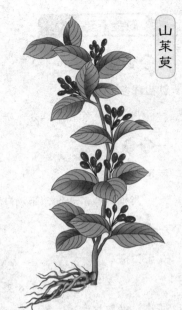

山茱萸

品名释义

山茱萸为山茱萸科植物山茱萸的干燥成熟果肉。山茱萸是落叶灌木或小乔木；老枝黑褐色，嫩枝绿色。核果椭圆形，成熟时红色。

生境分布

山茱萸多生长于海拔较高的稀疏林地边缘或林中，我国浙江、安徽等地分布广泛。

对症下药

需补益

山茱萸（酒浸，取肉）一斤，破故纸（酒浸，焙干）半斤，当归四两，麝香一钱，为末，炼蜜丸梧子大。每服八十一丸，临卧盐酒下。

五种腰痛，下焦风冷，腰脚无力

牛膝一两（去苗），山茱萸一两，桂心三分，捣细罗为散，每于食前，以温酒调下二钱。

紫葳

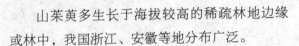

别名 凌霄、陵苕、陵时、女葳、芰华、武威、瞿陵、鬼目

原文

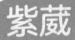

紫葳，味酸，微寒。主妇人产乳余疾，崩中，症瘕血闭，寒热羸瘦；养胎。生川谷。

译文

紫葳，味酸，性微寒。主治女子产后的各种后遗症，崩中下血，症瘕、闭经，身体发寒发热，羸弱消瘦，具有养胎的作用。生长于两山之间有流水的高坡土地上。

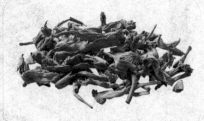

紫葳（药材）

品名释义

　　紫葳为紫葳科植物凌霄花的干燥花、茎叶及根。凌霄花为庭园观赏植物，以气根攀缘于他物上；叶为羽状复叶，小叶有齿，花大红色，排成顶生的圆锥花序；花萼管钟状，革质；花冠漏斗状钟形，在萼以上扩大，基部为花盘所围绕；蒴果长，种子多数，压扁，有翅。干燥花多皱缩卷曲，有时折叠。花冠桶状，棕黄色，质薄。年长者茎粗壮，一枝数叶，叶尖长有齿。根呈圆柱形，略弯。

生境分布

　　原植物以庭园栽培为主，野生于山谷、溪边、疏林之下，或攀缘于树上和石壁上，各地均有分布，主要生长于江苏、浙江等地。

对症下药

— 症 状 一 —

妇女血崩

　　用凌霄花为末，每服二钱，酒送下。后服四物汤。

— 症 状 二 —

粪后下血

　　用凌霄花浸酒，随时饮服。

— 症 状 三 —

消渴

　　用凌霄花一两，捣碎，加水一碗半，煎成一碗，分二次服下。

— 症 状 四 —

通身风痒

　　用凌霄花为末，服一钱，酒送下。

— 症 状 五 —

大风疠疾

　　用凌霄五钱，地龙（焙）、僵蚕（炒）、全蝎（炒）各七个，共研为末。每服二钱，温酒送下。以出臭汗为效。

第三卷 中品药材

凌霄花

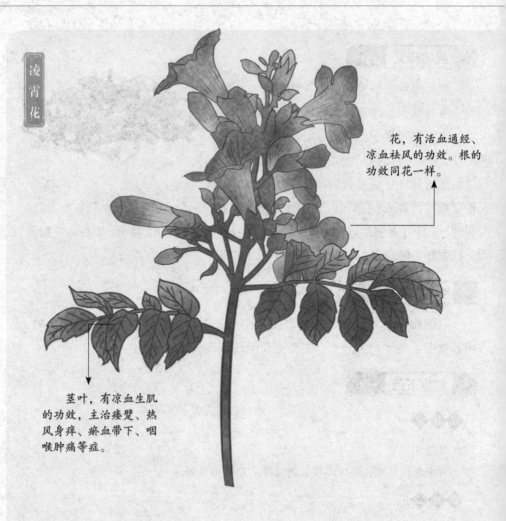

花，有活血通经、凉血祛风的功效。根的功效同花一样。

茎叶，有凉血生肌的功效，主治痿躄、热风身痒、瘀血带下、咽喉肿痛等症。

猪苓

别名 豭猪屎、豕橐、地乌桃

原文

　　猪苓，味甘，平。主痎疟，解毒，蛊疰不祥，利水道。久服轻身耐老。一名豭猪屎。生山谷。

译文

　　猪苓，味甘，性平。主治痎疟，能解毒，可消除蛊毒、鬼疰等秽浊之气，可使水道通利。长期服用能使身体轻巧，延缓衰老。又叫豭猪屎。生长于山中的深谷处。

品名释义

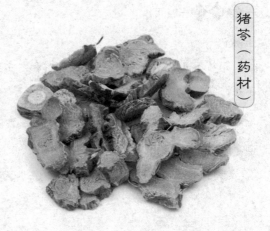

猪苓（药材）

猪苓为我国常用的菌类药材，为多孔菌科真菌猪苓的干燥菌核。菌核体呈块状或不规则形状，表面为棕黑色或黑褐色，有许多凸凹不平的瘤状突起及皱纹。内面近白色或淡黄色，干燥后变硬，整个菌核体由多数白色菌丝交织而成；菌丝中空，极细而短。子实体生于菌核上，伞形或伞状半圆形，常多数合生，半木质化，表面深褐色，有细小鳞片，中部凹陷，有细纹，呈放射状，孔口微细，近圆形；但孢子呈卵圆形。

生境分布

猪苓常生长于茂密的林地之下，在我国分布较广，主要产于河北、北京、山西、内蒙古、吉林、湖南、四川等地。

对症下药

── 症 状 一 ──

脉浮发热，渴欲饮水，小便不利

用猪苓（去皮）、茯苓、泽泻、阿胶、滑石（碎）各一两，用水四升，先煮四味，取二升，去滓，加阿胶烊消，温服七合，一日服三次。

── 症 状 二 ──

妊娠从脚上至腹肿，小便不利，微渴引饮

用猪苓五两，末，以熟水服方寸匕，一日服三次。

── 症 状 三 ──

肠胃寒湿，濡泻无度，嗜卧不食

用猪苓（去黑皮）半两，肉豆蔻（去壳，炮）二枚，黄柏（去粗皮，炙）一分。捣罗为末，米饮和丸，如绿豆大，每服十丸，食前熟水下。

症状四

子淋

用猪苓五两，捣筛，以白汤三合，和方寸匕为一服，渐至二匕，日三夜二，尽，不瘥，宜转下之，服甘遂散。

症状五

通身肿满，小便不利

用猪苓五两，研为末，每服一匙，熟水送下，一天服三次。

龙眼

别名 桂圆、龙目、亚荔枝、骊珠、鲛泪

原文

龙眼，味甘，平。主五脏邪气，安志，厌食。久服强魂聪明，轻身不老，通神明。一名益智。生山谷。

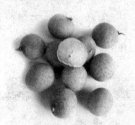

龙眼（果实）

译文

龙眼，味甘，性平。主治五脏之中的邪气，具有使精神安定、治疗厌食症的功效。长期服用能使人精神焕发，耳聪目明，身体轻巧，延缓衰老，神智清明。又叫益智。生长于山中的深谷处。

品名释义

龙眼原产于我国南部地区，果实富含营养，自古受人们喜爱。除鲜食外，还可加工制罐头、煎膏等。入药多用干龙眼肉，又称桂圆肉，黄褐色或灰黑色，外表粗糙。

生境分布

龙眼对生产环境比较挑剔，世界上能种植龙眼的地方有限，一般生长在亚热带、偏温和气候无严重霜冻的地区。因此，龙眼历来被人们称为岭南佳果。

边学边用神农本草经

对症下药

—症状—

思虑过度，劳伤心脾，健忘怔忡，虚烦不眠，自汗惊悸

用龙眼肉、酸枣仁（炒）、黄芪（炙）、白术（焙）、茯神各一两、木香半两、炙甘草二钱半，切细。各药配齐后，每服五钱，加姜三片、枣一枚、水二盏煎成一盏，温服。

—症状二—

产后浮肿

龙眼干、大枣、生姜各适量，水煎服。

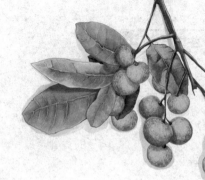

龙眼

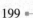

第三卷 中品药材

五加皮

别名 南五加皮、刺五加、刺五甲

原文

五加皮，味辛，温。主心腹疝、气腹痛，益气疗躄，小儿不能行，疽疮，蚀。一名豺漆。

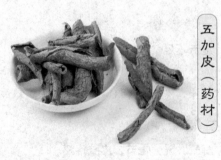

五加皮（药材）

译文

五加皮，味辛，性温。主治胸腹痛，能增益气血，治疗下肢痿弱，小儿不能行走，还可以治疗疽疮、阴蚀等症。又叫豺漆。

品名释义

五加皮为五加科植物细柱五加的干燥根皮。成品呈不规则卷筒状，外表面灰褐色，有稍扭曲的纵皱纹及横长皮孔；内表面淡黄色或灰黄色，有细纵纹。体轻，质脆，易折断，断面不整齐，灰白色。气微香，味微辣而苦。夏、

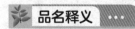

秋二季采挖根部，洗净，剥取根皮，晒干，除去杂质，洗净，润透，切厚片，晒干。

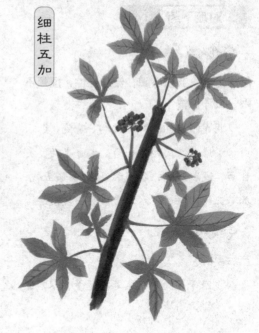

细柱五加

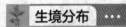 **生境分布** ····

原植物生长于山坡上及丛林间，陕西、河南、山东、安徽、江苏、浙江、江西、湖北、湖南、四川、云南、贵州、广西、广东等地均有分布。

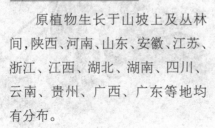 **对症下药** ····

—— 症 状 一 ——

风湿痿痹

用五加皮、地榆（刮去粗皮）各一斤，装袋内，放入好酒二斗中，以坛封固，安大锅内水煮。坛上放米一合，米熟即把坛取出。等火毒出过，取药渣晒干，做成丸子，每日清晨服五十丸，药酒送下，临卧时再服一次。此方能去风湿、壮筋骨、顺气化痰、添精补髓，功难尽述。

—— 症 状 二 ——

虚劳不足

用五加皮、枸杞根白皮各一斗，加水一石五斗，煮成七斗。其中，以四斗浸曲一斗，以三斗拌饭，照常法酿酒，熟后常取饮服。

—— 症 状 三 ——

脚气肿湿，骨节、皮肤疼痛

用五加皮四两，浸酒中，远志（去心）四两，亦浸酒中。几日后，取药晒干为末，加酒做成丸子，如梧子大。每服四五十丸，空心服，温酒送下。

—— 症 状 四 ——

小儿行迟

用五加皮五钱，牛膝、木瓜各二钱半，共研为末。每服五分，米汤加几滴酒调服。

卫矛

别名 鬼箭、神箭

第三卷 中品药材

原 文

卫矛，味苦，寒。主女子崩中下血、腹满汗出，除邪，杀鬼毒、蛊疰。一名鬼箭。生山谷。

译 文

卫矛，味苦，性寒。主治女子子宫崩漏出血，腹部胀满，出虚汗；具有除邪解毒，治疗蛊毒、鬼疰的功效。又叫鬼箭。生长于山中的深谷处。

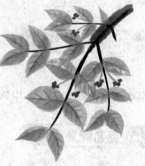

卫矛

品名释义

卫矛指的是卫矛科卫矛属植物，以根、带翅的枝及叶入药。全年采根，夏秋采带翅的枝及叶，晒干。小枝为四棱形，常带有木栓质扁条状翅。单叶对生，叶片略为膜质，较薄，呈倒卵形或椭圆形。

生境分布

原植物生长于山间深谷之内，分布在广东、陕西、湖南等地。

对症下药

 症状一

产后败血

用当归（炒）、卫矛（去中心木）、红蓝花各一两。每服三钱，以酒一大碗，煎至七成，饭前温服。

 症状二

疟疾

用卫矛、鲮鲤甲（烧存性）各二钱半，共研为末。每取二、三分，病发时搐在鼻中。

又方：用卫矛末一分，砒霜一钱，五灵脂一两，共研为末。病发时用冷水冲服一钱。

合欢

别名 合昏、夜合、青裳、萌葛、乌赖树

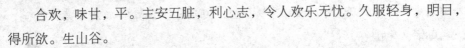

原 文

合欢，味甘，平。主安五脏，利心志，令人欢乐无忧。久服轻身，明目，得所欲。生山谷。

译 文

合欢，味甘，性平。主要功效是安和五脏，宁心养志，使人快乐而无忧愁。长期服用能使身体轻巧，增强视力，心想事成。生长于山中的深谷处。

品名释义

合欢为落叶乔木，树皮灰色，偶数羽状复叶，小叶对生，白天对开，夜间合拢。花为头状花序，花萼和花瓣黄绿色，花丝粉红色，荚果扁平。嫩叶可食，老叶浸水可洗衣，木材可供制造家具等用。树皮及花入药，花细长而弯曲，皱缩成团，淡黄棕色或淡黄褐色，气微香；合欢皮呈卷曲筒状或半筒状，灰棕色或灰褐色，质坚硬，易折断，气微香。

生境分布

合欢生长于温暖湿润的山坡，分布于东北、华东、中南及西南各地。

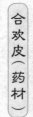
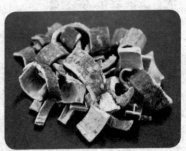

合欢皮（药材）

对症下药

肺痈

取合欢皮一掌大，加水三升，煮成一半，分二次服。

跌打损伤

用合欢皮，把粗皮去掉，炒成黑色，取四两，与芥菜子（炒）一两，共研为末，

每服二钱，卧时服，温酒送下。另以药末敷伤处，能助接骨。

小儿撮口风

用合欢枝煮成浓汁，揩洗口腔。

中风挛缩

用合欢枝、柏枝、槐枝、桑枝、石榴枝各五两，生锉；另取糯米五升，黑豆五升，羌活二两，防风五钱，细曲七升半。先以水五斗煎五枝，取汁二斗五升浸米、豆蒸熟，加曲与防风、羌活，照常法酿。封二十日后，压汁饮服。每饮五合，常有酒气即可，不宜过醉致吐。

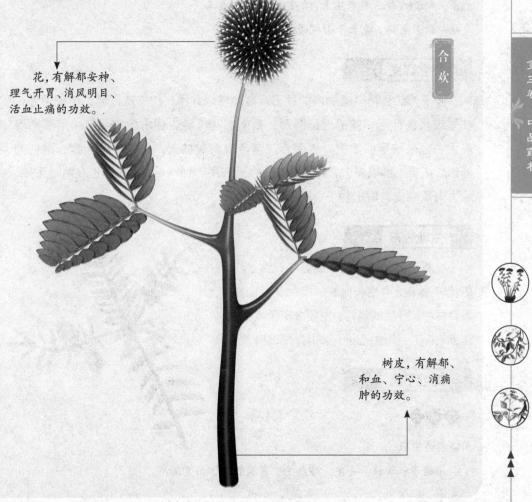

花，有解郁安神、理气开胃、消风明目、活血止痛的功效。

树皮，有解郁、和血、宁心、消痈肿的功效。

合欢

彼子

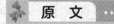 别名 榧子、榧实、赤果、玉榧

边学边用神农本草经

原 文

彼子，味甘，温。主腹中邪气，去三虫、蛇螫、蛊毒、鬼疰、伏尸。生山谷。

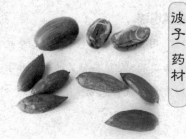

波子（药材）

译 文

彼子，味甘，性温。主治腹中有邪气郁结，能杀灭蛔、赤、蛲三种寄生虫，治疗被蛇咬伤、蛊毒、鬼疰、伏尸等病。生长于山中的深谷处。

品名释义

彼子为红豆杉科植物榧的种子。榧为常绿乔木。树皮灰褐色，小枝无毛。叶呈线状披针形，基部近似圆形，质坚。花单性，通常雌雄异株。果实如枣般大小，果核形如橄榄，表面为灰黄色或淡黄棕色，外壳质硬而脆，种仁卵圆形。根皮（榧根皮）、花（榧花）亦供药用。10～11月间种子成熟时采摘，除去肉质外皮，取出种子，晒干。

生境分布

榧喜欢温暖湿润的环境，在黄壤、红壤及黄褐壤土中生长良好。多生长于山坡或森林中，野生或栽培，主要分布于安徽、江苏、浙江、福建、江西、湖南、湖北等地。

榧

对症下药

 症状一

杀体内寄生虫

用彼子一百枚，去皮，炒熟吃。胃弱的人，用量减半。

令发不落

用彼子三个、胡桃二个、侧柏叶一两，捣烂浸雪水中，梳头发。

 症 状 三

突然吐血

先吃蒸饼两三个，以彼子为末，开水送服三钱。一天服三次。

梅实

别名 梅子、乌梅、酸梅

 梅实

原 文

梅实，味酸，平。主下气，除热烦满，安心，肢体痛，偏枯不仁，死肌，去青黑痣、恶肉。生川谷。

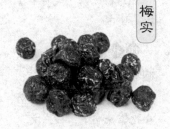

译 文

梅实，味酸，性平。主要功效是下气、消除发热和胸中烦满，具有安心养神，消除肢体疼痛，治疗偏枯半身不遂、肌肉麻木不仁的功效，并能去除面部青黑痣及腐恶肉。生长于两山之间有流水的高坡土地上。

品名释义

本品为蔷薇科李属植物梅近成熟的果实。其颜色青绿，经过熏制后会变为黑色，故称乌梅。

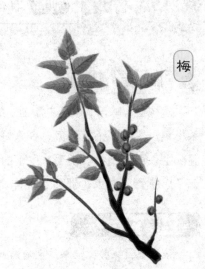 梅

生境分布

果梅原产于中国，是亚热带特产果树。分布地域范围较广，北自黄河流域南侧，南至广东沿海，西起西藏波密，东达我国台湾岛，共有 18 个省（市、区）

有栽培种或野生种分布。目前，我国浙江、云南、江苏等省市在大面积栽培。

 对症下药

—— 症 状 一 ——

久咳不已

　　乌梅肉（微炒）、罂粟壳（去筋膜，蜜炒）等份，为末。每服二钱，睡时蜜汤调下。

—— 症 状 二 ——

久痢不止，肠垢已出

　　乌梅肉二十个，水一盏，煎六分，食前，分二服。

—— 症 状 三 ——

大便下血不止

　　乌梅三两（烧存性），为末，用好醋打米糊丸，如梧桐子大，每服七十九，空心米饮下。

—— 症 状 四 ——

咽喉肿痛

　　乌梅一两，双花二两，雄黄四钱，共为细末，炼蜜为丸，每丸一钱。一次一丸，含化徐徐咽下，日三次。

桃核仁

别名 桃仁、毛桃仁、扁桃仁、大桃仁

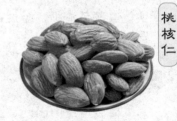

 原 文

　　桃核仁，味苦，平。主瘀血，血闭瘕痕，邪气，杀小虫。桃花，杀疰恶鬼，令人好颜色。桃凫，微温。主杀百鬼精物。桃毛，主下血痕，寒热积聚，无子。桃蠹，杀鬼、邪恶、不祥。生川谷。

译 文

　　桃核仁，味苦，性平。主治瘀血症、闭经、瘕痕，能祛除邪气、杀灭小虫。桃

花，能杀除鬼邪，令人容颜美好。桃凫，性微温，主要功效是杀灭多种鬼精。桃毛，主要消除瘀血、身体发冷发热、寒热之气积聚，治疗不孕症。桃蠹，驱杀秽浊不祥邪气。生长于两山之间有流水的高坡土地上。

品名释义

桃核仁，即桃子的核仁。桃核仁呈扁长卵形，表面黄棕色至红棕色，密布颗粒状突起。一端尖，中部膨大，另端钝圆稍扁斜，边缘较薄。尖端一侧有短线形种脐，圆端有颜色略深不甚明显的合点，自合点处散出多数纵向维管束。种皮薄，类白色，富油性。气微，味微苦。

生境分布

桃喜温暖，稍耐寒，不耐水湿，在肥沃、排水良好的土壤中生长良好。

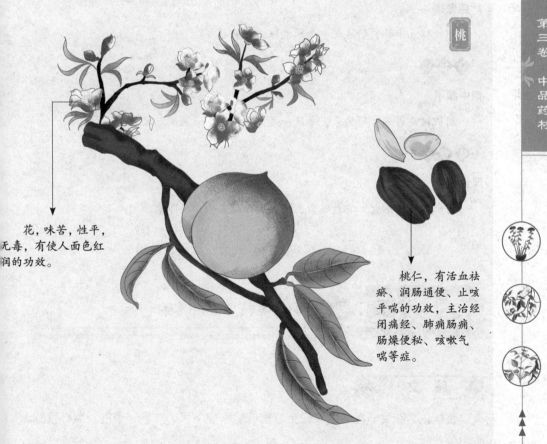

桃

花，味苦，性平，无毒，有使人面色红润的功效。

桃仁，有活血祛瘀、润肠通便、止咳平喘的功效，主治经闭痛经、肺痈肠痈、肠燥便秘、咳嗽气喘等症。

原产于中国，在各地广泛栽培，主要集中在华北、华东各地。

 对症下药 ....

—— 症状 一 ——

半身不遂

　　用桃仁二千七百枚，去皮类及双仁，放好酒一升三合中浸二十一天，取出晒干，捣细做成丸子，如梧子大。每服二十丸，以原酒送下。

—— 症状 二 ——

上气咳嗽，胸满气喘

　　用桃仁三两，去皮尖。加水一程式研汁，和粳米二合煮粥食。

—— 症状 三 ——

尸疰鬼疰

　　用桃仁五十枚，研成泥，加水煮取四升取吐。

—— 症状 四 ——

崩中漏下

　　用桃核烧存性，研为末，每服一匙，酒送下。一天服三次。

—— 症状 五 ——

风虫牙痛

　　用桃仁烧出烟火，安放痛齿上咬住。如此五、六次即愈。

杏核仁

别名 杏仁、杏子、木落子、杏梅仁

 原　文 ....

　　杏核仁，味甘，温。主咳逆上气雷鸣，喉痹下气，产乳，金疮，寒心贲豚。生川谷。

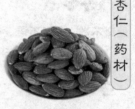

译 文

杏核仁，味甘，性温。主治咳嗽气逆，哮喘声如雷鸣，喉痹，能使气下行，具有催产的作用；并治疗金属器械疮伤，寒气冲逆心胸的贲豚症。生长于两山之间有流水的高坡土地上。

品名释义

杏核仁为蔷薇科植物杏或山杏等植物的干燥种子，分为甜杏仁及苦杏仁两种。我国南方产的杏仁属于甜杏仁（又名南杏仁），味道微甜、细腻，多用于食用，还可作为原料加入蛋糕、曲奇和菜肴中。北方产的杏仁则属于苦杏仁（又名北杏仁），带苦味，多作药用。夏季果实成熟时采摘，除去果肉及核壳，取种仁，晾干。

生境分布

杏喜光，根系发达，适应性强，具有耐寒、耐旱、耐瘠薄的特点，主要分布于黑龙江、吉林、辽宁、内蒙古、甘肃、河北、山西等地。

对症下药

咳嗽寒热

用杏仁半两，去皮尖，在童便中浸七日，取出，温水淘洗，研如泥，加童便三升煎如膏。每服一钱，熟水送下。

上气喘急

用杏仁、桃仁各半两，去皮类，炒研，加水调生面和成丸子，如梧子大。每服十九，姜蜜汤送下。以微泻为度。

喘促浮肿，小便淋沥

用杏仁一两，去皮尖，熬后磨细，和米煮粥，空心吃二合。

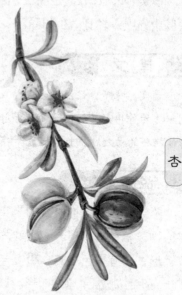

杏

偏风不遂，失音不语

生吞杏仁七枚，逐日增加至四十九枚，周而复始。食后饮竹沥，直到病愈。

—— 症 状 五 ——

痔疮下血

用杏仁（去皮类及双仁者）加水三升，研磨，滤汁，煎至五成，同米煮粥吃。

蓼实

别名 蓼子、水蓼子

原 文

蓼实，味辛，温。主明目，温中，耐风寒，下水气，面目浮肿，痈疡。马蓼，去肠中蛭虫，轻身。生川泽。

译 文

蓼实，味辛，性温。主要功效是增强视力，温补内脏，具有使人耐受风寒、通利水气的作用，并能消除面目浮肿，痈肿疮疡。马蓼，能去除肠中蛭虫，具有使人身体轻巧的功效。生长于河边泽畔水草丛生处。

品名释义

蓼实为蓼科植物水蓼的果实。水蓼为一年生草本植物。茎直立，多分枝。叶片为披针形或椭圆状披针形，长有褐色小点，带有辛辣味。总状花序呈穗状，顶生或腋生。瘦果卵形。秋季果实成熟时采收，除去杂质，置通风干燥处。

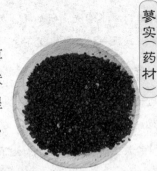

蓼实（药材）

生境分布

水蓼主要生长在湿地、水边或水中，在我国大部分地区都有分布。

对症下药 ....

 症状一

交接劳复，阴卵肿，或缩入腹，腹中绞痛，或便绝

蓼子一大把。水接取汁，饮一升。干者浓取汁服之。

症状二

霍乱烦渴

蓼子一两，香豉二两。每服二钱，水煎服。

 症状三

小儿头疮

蓼实捣末，和白蜜、鸡子白涂上。

 症状四

蜗牛虫咬，毒遍身者

蓼子煎水浸之。

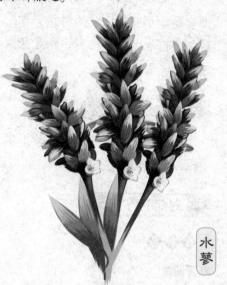

水蓼

葱实　**别名** 葱子

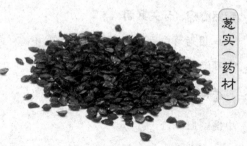

 原文 ....

葱实，味辛，温。主明目，补中不足。其茎，可作汤，主伤寒寒热，出汗，中风，面目肿。生平泽。

葱实（药材）

译文 ....

葱实，味辛，性温。主要作用是增强视力，补益脏腑中气和虚损不足。葱茎，可做热汤饮用，主治外感伤寒引起的恶寒发热，具有发汗的作用；治疗风邪侵袭、面目浮肿。生长于平地水草丛生之处。

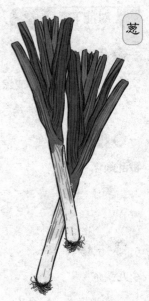

葱

品名释义

　　葱实为百合科植物葱的种子。种子呈三角状卵形，一面微凹入，一面隆起。表面黑色，光滑，下端有两个小突起，一为种脐，一为珠孔。内有白色种仁，富油性。气特臭，味如葱。以饱满、色黑、无杂质者为佳。

生境分布

　　葱喜凉，不耐炎热，起源于半寒地带，原产于中国。现全国各地广泛栽培，其中山东产量最大。

对症下药

──〈 症状一 〉──

感冒同寒

　　用葱白一把、淡豆豉半合，泡汤服，取汗。

──〈 症状二 〉──

伤寒头痛

　　用连须葱白半斤、生姜二两，水煮，温服。

──〈 症状三 〉──

突然心痛，牙关紧闭

　　用老葱白五根，去皮须，捣成膏，以匙送入喉中，再灌入麻油四两，但得下咽即可渐愈。

──〈 症状四 〉──

小便溺血

　　用葱白一把、郁金一两，加水一升煎至二合，温服。一天服三次。

薤

别名 藠头、小根蒜、薤白、野蒜、野韭

原文

薤，味辛，温。主金疮疮败，轻身不饥，耐老。生平泽。

译文

薤，味辛，性温。主治金属疮伤、败疮腐烂，具有使人身体轻巧、没有饥饿感、延缓衰老的功效。生长于平地水草丛生之处。

品名释义

本品为百合科葱属植物小根蒜、藠头、长梗薤白或天蓝小根蒜等的鳞茎。薤是一种蔬菜类植物，原产于中国，《汉书·龚逐传》就有记载。现在，南方诸省都有种植，北方人极少食薤。

生境分布

薤常生长于耕地杂草中及山地较干燥处，在我国黑龙江、吉林、辽宁、河北、山东、湖北、贵州、云南等地广泛分布。

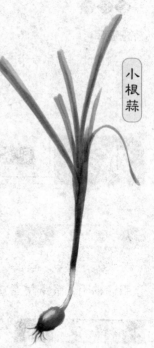

小根蒜

对症下药

— 症 状 一 —

胸痹

用栝楼实一枚、薤白半斤，加白酒七升煮成二升，分二次服，此方名栝楼薤白汤。又方：薤白四两、半夏一合、枳实半两、生姜一两、栝楼实半枚，切细，加醋煎服。

— 症 状 二 —

贲豚气痛

用薤白捣汁饮服。

第三卷 中品药材

赤白痢

用薤白一把，同米煮粥吃。

产后痢

用薤白与羊肾同炒而食。

胎动

用薤白一升、当归四两，加水五升煮取二升，分二次服。

疥疮痛痒

煮薤叶，捣烂后涂患处。

水苏

别名 劳祖、鸡苏、道花、瓜苴、芥苴

原文

水苏，味辛，微温。主下气，辟口臭，去毒辟恶。久服通神明，轻身耐老。生池泽。

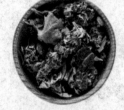

水苏（药材）

译文

水苏，味辛，性微温。主要功效是下气，治疗口臭，解毒辟秽。长期服用能使人神清气爽，身体轻巧，延缓衰老。生长于池塘沼泽的水草丛生处。

品名释义

水苏是多年生草本植物。其茎为方形，直立，通常不分枝，四棱比较粗糙。叶对生，花数层轮生，花冠呈简状唇形，且为淡紫红色，小坚果为倒卵圆形，

黑色，外表光滑。夏季开花。

生境分布 ···

水苏多生长于湿地，分布于我国河北、内蒙古、河南、山东、江苏、浙江、安徽、江西、福建等地。

对症下药 ···

—— 症 状 一 ——

漏血

用水苏煮汁一升服。

—— 症 状 二 ——

吐血、下血

用水苏茎叶，煎汁服。

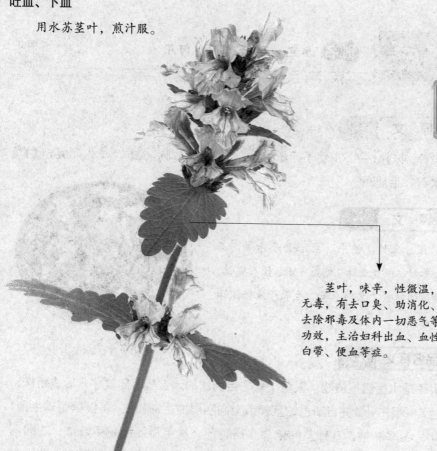

水苏

茎叶，味辛，性微温，无毒，有去口臭、助消化、去除邪毒及体内一切恶气等功效，主治妇科出血、血性白带、便血等症。

第三卷 中品药材

吐血咳嗽

用水苏焙干研细，每服一钱，米汤送下。

风热头痛

用水苏叶五两、皂荚（炙，去皮，去子）三两、芫花（醋炒焦）一两，共研为末。加炼蜜做成丸子，如梧子大。每服二十九，饭后服，荆芥汤送下。

肿毒

鲜水苏全草，捣烂，敷患处。

水芹

别名 水英、芹菜、马芹、河芹

原文

水芹，味甘，平。主女子赤沃，止血养精，保血脉，益气，令人肥健，嗜食。一名水英。生池泽。

译文

水芹，味甘，性平。主治女子赤带，具有止血养精、保护血脉、增益气血、使人肥健、增强食欲的功效。又叫水英。生长于池塘沼泽的水草丛生处。

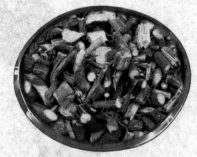

水芹（药材）

品名释义

水芹是水生宿根植物。根茎于秋季自倒伏的地上茎节部萌芽，形成新株，节间短，似根出叶，并自新根的茎部节上向四周抽生匍匐枝，再继续萌动生苗。上部叶片冬季冻枯，基部茎叶依靠水层越冬，次年再继续萌芽繁殖；二回羽状复叶，叶细长，互生，茎具棱，上部白绿色，下部白色；伞形花序，花小，白色；不结实或种子空瘪。

生境分布

水芹在我国的长白山及江西、广东、广西、云南、四川、贵州等地均有分布。

对症下药

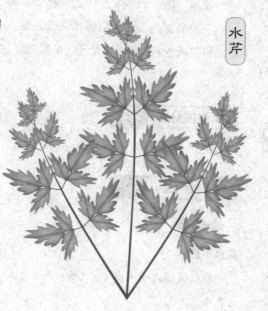

水芹

症 状 一

小儿吐泻

将水芹切细，煮汁饮服。

症 状 二

小便淋痛

将水芹（有白根者）去叶，捣取汁，水冲服。

症 状 三

小便出血

用水芹捣汁，一天服六七合。

发髻

别名 血余炭、人发灰、发灰子

原 文

发髻，味苦，温。主五癃，关格不通，利小便水道，疗小儿痫，大人痓。仍自还神化。

译 文

发髻，味苦，性温。主治五种淋证，关格不通；能利水道，通小便；治疗小儿痫症、

第三卷 中品药材

大人抽风，能迅速而神奇般地产生出它的自然功能。

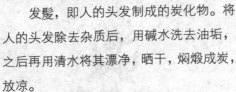

品名释义

发髲，即人的头发制成的炭化物。将人的头发除去杂质后，用碱水洗去油垢，之后再用清水将其漂净，晒干，焖煅成炭，放凉。

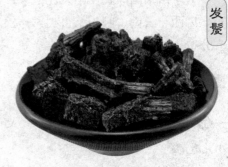

发髲

生境分布

全国各地。

对症下药

鼻血不止

将乱发烧灰吹入鼻中。又方：用乱发灰一钱、人中白五分、麝香少许，共研为末，入鼻中。

肺疽吐血

用发灰残、米醋二合，开水一碗，调服。

诸窍出血

用头发、败棕、陈莲蓬，各烧成灰，等份和匀。每服三钱，木香汤送下。

小便尿血

用发灰二钱，醋汤送服。

血淋苦痛

用乱发烧存性，取二钱，加麝香少许，米汤送服。

大便泻血

用乱发半两（烧成灰），鸡冠花、柏叶各一两（研为末）和匀。临卧时以酒送服二钱，次早再饮温酒一杯，即可见效。

月经不通

用男、女孩头发各三两烧灰，斑蝥二十一枚（糯米炒黄）、麝香一钱，共研为末。每服一钱，饭前服，热姜酒送下。

鹿茸

别名 斑龙珠、毛角、九女春

原 文

鹿茸，味甘，温。主漏下恶血，寒热，惊痫，益气强志，生齿，不老。角，主恶疮、痈肿，逐邪恶气，留血在阴中。

译 文

鹿茸，味甘，性温。主治女子漏下恶血、身体恶寒发热、惊痫，具有补益元气、增强记忆力、生长牙齿、延缓衰老的功效。鹿角，主治恶疮、痈肿，能逐除邪恶污秽之气，消散阴道中的瘀血。

品名释义

鹿茸，为雄鹿的嫩角没有长成硬骨时，带茸毛，含血液，是一种贵重的中药。本品为常用中药，由于原动物不同，分为花鹿茸（黄毛茸）和马鹿茸（青毛茸）两种；由于采收方法不同，又分为砍茸与锯茸两种；由于枝叉多少及老嫩不同，又可分为鞍子、二杠、挂角、三岔、花砍茸、莲花等多种。

生境分布

我国主要的茸用鹿为梅花鹿、马鹿两种。梅花鹿主要分布于吉林、辽宁，马鹿主要分布于黑龙江、吉林、青海、新疆、四川、福建等地。

对症下药 ...

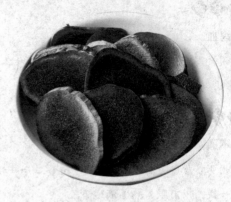

身体虚弱，头昏眼黑

用鹿茸（酥炙或酒炙）、鹿角胶（炒成珠）、鹿角霜、阳起石（煅红，酒淬）、肉苁蓉（酒浸）、酸枣仁、柏子仁、黄芪（蜜炙）各一两，当归、黑附子（炮）、地黄（九蒸九焙）各八钱，辰砂半钱，共研为末，加酒，糊做成丸子，如梧子大。每服五十丸，空心服，温酒送下。

阳痿，小便频数

用嫩鹿茸一两（去毛切片），加山药末一两，装布袋内，放入酒坛七天，然后开始饮服，每服一杯，一天服三次。同时，将酒中的鹿茸焙干，做丸服。

阴虚腰痛，不能反侧

用鹿茸（炙）、菟丝子各一两，茴香半两，共研为末。以羊肾两对，酒泡后煮烂，捣如泥，和成丸子，如梧子大。每服三五十丸，温酒送下。一天服三次。

腰膝疼痛

用鹿茸涂酥，炙紫，研为末。每服一钱，酒送下。

妇女白带

用鹿茸（酒蒸，焙干）二两，金毛狗脊、白蔹各一两，共研为末。以艾煎醋调糯米糊，和末做成丸子，如梧子大。每服五十丸，温酒送下，一天服二次。

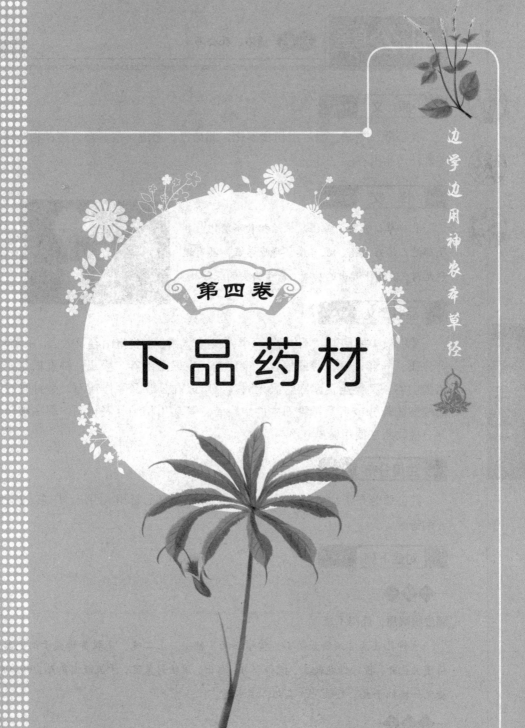

第四卷

下品药材

边学边用神农本草经

孔公孽

原 文

孔公孽，味辛，温。主伤食不化，邪结气，恶疮、疽、瘘、痔；利九窍，下乳汁。生山谷。

译 文

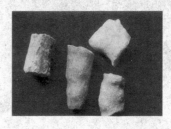

孔公孽，味辛，性温。主治积食不消化、邪气郁结，治疗恶疮、疽、瘘、痔疮等症，具有通利九窍，使乳汁流出的功效。产于山中的深谷处。

孔公孽

品名释义

《别录》中指出："石钟乳，不炼服之令人淋。生少室山谷及太山。采无时。孔公孽，一名通石，殷孽根也，青黄色，生梁山山谷。殷孽，钟乳根也，生赵国山谷，又梁山及南海。采无时。"所以孔公孽又叫作通石，是钟乳石下部较细的部分或者是钟乳石中的中空者，其功用和钟乳石相同，现在被当作同一种物质在使用。

生境分布

孔公孽分布于甘肃、陕西、山西、湖北、湖南、贵州、四川、广东、广西、云南等地。

对症下药

肺虚壅喘急，连绵不息

生钟乳五两（细研如粉），黄蜡三两（锉）。上二味，先取黄蜡盛于细瓷器，用慢火化开，投入钟乳粉末，搅和令匀，取出，用物封盖定，于饭甑内蒸熟，研如膏，旋丸如梧桐子大。每服一、二丸，温水下。

积冷上气，坐卧不得，并风虚劳损，腰脚弱

钟乳三两，研如面，以夹帛练袋盛，稍宽容，紧系头，纳牛奶一大升中煎之，三分减一分即好，去袋空（腹）饮乳汁。若患冷人，即用酒蒸，患热人即用水煎。若用水及酒例须减半。不可啖热面、猪、鱼、蒜等。

——症状三——

无乳汁

石钟乳、漏芦各二两，治下筛。饮服方寸匕。

——症状四——

吐血损肺

炼成钟乳粉，每服二钱，糯米汤下。

——症状五——

大肠冷滑不止

钟乳粉一两，肉豆蔻（煨）半两。为末，煮枣肉丸梧子大。每服七十丸，空心米饮下。

铁

别名 生铁、黑金、乌金

 原 文

铁，主坚肌耐痛。生平泽。

 译 文

铁，主要功效为使肌肉坚实，耐受疼痛。产于平地水草丛生处。

铁

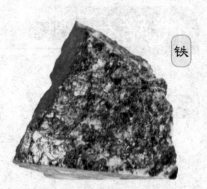

 品名释义

铁是地球上分布最广的金属之一，约占地壳质量的 5.1%，居元素分布序列中的第四位，仅次于氧、硅和铝。在自然界，游离态的铁只能从陨石中找到，分布在地壳中的铁都以化合物的状态存在。

生境分布 ...

中国的铁矿资源非常丰富，著名的产地有湖北大冶、东北鞍山等。

对症下药 ...

症状一

脱肛

用生铁二斤，水一斗，煮至五升，洗肛门，一天两次。对脱肛多年不收的人都有效。

症状二

高烧引起的耳聋

可烧铁投酒中饮之，同时，用磁石塞耳，但夜间须取去。

症状三

小儿丹毒

把铁烧红，水淬过，饮此水一合。

症状四

打伤瘀血

用生铁一斤，酒三升，煮至一升后饮用。

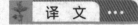

代赭石

别名 须丸、赤土、血师、紫朱、土朱、铁朱

原文 ...

代赭石，味苦，寒。主鬼疰，贼风，蛊毒；杀精物恶鬼，腹中毒邪气，女子赤沃漏下。一名须丸。生山谷。

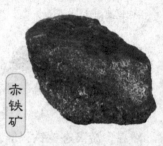

赤铁矿

译文 ...

代赭石，味苦，性寒。主治鬼疰、贼风侵袭、蛊毒，能杀灭恶鬼妖精，祛除腹

中郁结的毒邪之气及女子赤带漏下。又叫须丸。生产于山中的深谷处。

品名释义

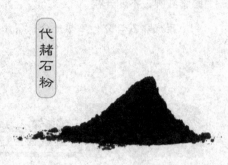

代赭石粉

　　代赭石为氧化物类矿物赤铁矿的矿石。赤铁矿为三方晶系，晶体多呈薄片状、板状，一般以致密块状、鱼子状、豆状、葡萄状、肾状、土状等集合体最为常见。结晶者呈钢灰色或铁黑色，有金属光泽；土状者呈鲜红色，有土状光泽。条痕都呈樱桃红色。

生境分布

　　代赭石产自山西、河北、广东、河南、山东、四川、湖南等地。

对症下药

症状一

哮喘，睡卧不得

　　用代赭石，研末，米醋调服。宜常服用。

症状二

伤寒无汗

　　用代赭石、干姜，等份为末，热醋调匀搽在两手心上，然后紧握双拳夹在大腿间。盖被静卧，汗出病愈。

症状三

小肠疝气

　　将代赭石（火煅、醋淬）研细。每服二钱，白开水送下。

症状四

吐血、流鼻血

　　用代赭石一两，火煅、醋淬多次，研细。每服一钱，开水送下。

症状五

妇女血崩

　　将代赭石火煅、醋淬七次，研细。每服二钱，开水送下。

眼睛红肿，不能开视

用代赭石二分、石膏一分，研细，清水调匀，敷两眼角和太阳穴。

石灰

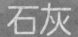 **别名** 垩灰、希灰、白灰

原 文

石灰，味辛，温。主疽疡疥瘙，热气恶疮，癞疾死肌堕眉；杀痔虫，去黑子、息肉。一名恶灰。生山谷。

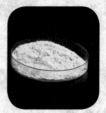

石灰

译 文

石灰，味辛，性温。主治疽疮溃疡、疥疮瘙痒，热邪导致的恶性疮疡，麻风病引起的肌肤坏死、眉毛脱落；能杀灭痔虫，去除黑痣、息肉。又叫恶灰。产于山中的深谷处。

品名释义

石灰是一种以氧化钙为主要成分的气硬性无机胶凝材料。石灰是用石灰石、白云石、白垩、贝壳等碳酸钙含量高的原料，经高温煅烧而成。石灰是人类最早应用的胶凝材料，有生石灰和熟石灰之分。

生境分布

石灰岩、白垩、白云质石灰岩等以碳酸钙为主要成分的天然岩石，都可以用来生产石灰。石灰岩在我国分布广泛，主要分布于华北和东北南部。

对症下药

症状一

口部中风

用新石灰，醋炒后，调如泥，涂口侧。口向左歪，涂右边；口向右歪，涂左边。

风牙肿痛

用放了两年的陈石灰、细辛，等份为末，擦牙。

虫牙

用石灰和砂糖塞在牙中。

干霍乱

用多年的陈石灰，以砂糖水或淡醋汤调服二钱。

痱子

用石灰一两（煅过）、蛤粉二两、甘草一两，共研为末，做成扑粉扑痱子上。

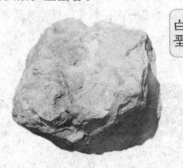

石灰岩

第四卷 下品药材

白垩

别名 白土粉、白善土

原文

白垩，味苦，温。主女子寒热癥瘕，月闭积聚。生山谷。

译文

白垩，味苦，性温。主治女子恶寒发热、癥瘕，月经闭而体内有积聚。产于山中的深谷处。

白垩

品名释义

白垩是一种微细的碳酸钙沉积物，主要是由单细胞浮游生物球藻的遗骸（颗石）构成。其中含有海绵骨针、浮游性有孔虫壳、菊石、箭石、海胆和贝类化石等海生动物的壳。作物矿物的白垩一般用来制造粉笔等产品。

生境分布

白垩是方解石的变种，主要产于江西等地。

对症下药

流鼻血

白垩二钱，井水调服。二服断根。

水泄

煅白垩、炮干姜各一两，楮叶二两，共研为末，做成丸子，如绿豆大。每服二十丸，米汤送下。

反胃

白垩煅红，放在一升米醋中浸过，再煅再渍，直到醋干为止。取这样处理过的白垩一两，加炮干姜两钱半，共研成末，每服一钱，最后连服到一斤以上。

症状四

突发咳嗽

白垩、白矾一两，共研为末，加姜汁，做成丸子，如梧子大。临卧时，服二十丸，姜汤送下。

症状五

风赤烂眼

白垩一两，铜青一钱，共研为末。每次取半钱，用开水泡溶后洗眼。

乌头 别名 川乌、草乌

原文

乌头，味辛，温。主中风，恶风洗洗，出汗，除寒湿痹，咳逆上气，破积聚，寒热。其汁煎之，名射罔，杀禽兽。一名奚毒，一名即子，一名乌喙。生山谷。

边学边用神农本草经

译 文

乌头，味辛，性温。主治外感中风引起的恶风恶寒，具有发汗的作用，可祛除寒湿导致的风湿病，治疗咳嗽气喘，能破除积聚，清除寒热邪气。烹煎它的汁，叫射罔，可以毒杀飞禽走兽。又叫奚毒、即子、乌喙。生长于山中的深谷处。

品名释义

乌头一般指的是川乌头，还有草乌头，中药学上一般指的是野生种乌头和其他多种同属

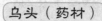

乌头（药材）

植物，比如北乌头（蓝乌拉花）、太白乌头（金牛七）等。乌头有大毒，内服应制用，禁生用。乌头的有毒成分是二萜类生物碱，其中毒性最大的是乌头碱，只要几毫克就可以让人丧命。

生境分布

乌头属在全世界有约300种，我国就有160多种，遍布全国各地，而以西南地区种类最多。

对症下药

小儿慢惊

用生川乌头（去皮、脐）一两、全蝎十个（去尾），分作三服，每服用水一碗、姜七片煎药饮下。

多年头痛

用川乌头、天南星，等份为末，葱汁调涂太阳穴。

耳鸣不止

用乌头（烧作灰）、菖蒲，等份为末，棉花裹着塞耳内。一天换药两次。

水泄久痢

用川乌头二枚，一枚生用，另一枚以黑豆半合同煮熟，一起研为丸，如绿豆大。

每服五丸，黄连汤送下。

风病瘫缓

用川乌头（去皮、脐）、五灵脂各五两，共研为末，加龙脑、麝香温酒送下。一天服三次。服至五、七丸，便觉手能抬动，脚能移步。吃至十丸，可以梳头。

风寒湿痹

用香白米煮粥一碗，加入生川乌头末四钱，慢熬适当。下姜汁一匙、蜜三大匙，空腹服下。或加薏苡末二钱亦可。

风病

用生川乌头（去皮）二钱半、五灵脂半两，共研为末，加猪心血和成丸子，如梧子大。每服一丸，姜汤送下。

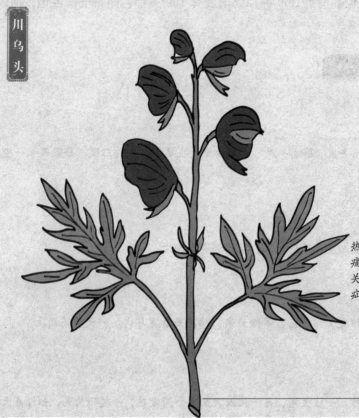

川乌头

主根，味辛、苦，性热，有祛风除湿、温经止痛等功效，主治风寒湿痹关节疼痛、心腹冷痛、寒疝作痛等症。

天雄

别名 白幕

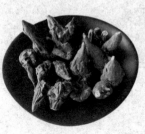

天雄（药材）

原文

天雄，味辛，温。主大风寒湿痹，历节痛，拘挛缓急；破积聚，邪气，金疮；强筋骨，轻身健行。一名白幕。生山谷。

译文

天雄，味辛，性温。主治严重的风寒湿痹，全身关节疼痛，拘挛不利；能破除体内聚积、邪气郁结，治疗金属创伤；能强筋健骨，使身体轻巧，健步如飞。又叫白幕。生长于山中的深谷处。

品名释义

天雄为毛茛科乌头属植物乌头形长的块根，是多年生草本植物，高60～120厘米。茎直立，上部散生贴伏的柔毛，下部光滑无毛。叶互生，呈卵圆形，革质，有柄。块根呈纺锤形至倒卵形，外皮黑褐色，多为2个连生。总状圆锥花序，花序轴有贴伏的柔毛；有5个萼片，呈蓝紫色，外被微柔毛，上萼片盔形，侧萼片近圆形；有2个花瓣，无毛。蓇葖果呈长圆形，具横脉。

生境分布

天雄分布于辽宁南部、陕西、甘肃、山东、江苏、安徽、浙江、江西、河南、湖北、湖南、广东北部、广西、四川、贵州、云南，主要栽培于四川。

乌头

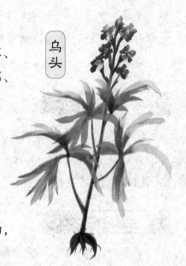

对症下药

元阳虚损

用乌头、附子、天雄一起炮制并去皮脐，等份咬细，每服四钱，加水二碗、姜十五片，煎至成，温服。

第四卷 下品药材

男子失精

用天雄三两（炮）、白术八两、桂枝六两、龙骨三两，共三细。每服半钱，酒送下。

大风癞

用天雄、乌头的苗及根，去土勿洗，捣成汁。另取细粒黑豆（不脱皮者）浸液中一夜。次日取豆晒干，如此七浸七晒，可供服用。开始时每次吞服三枚，以后渐加至六七枚。禁忌猪肉、鸡肉及蒜，犯之即死。

半夏

别名 三叶半夏、三步跳、守田、水玉

原　文

半夏，味辛，平。主伤寒，寒热心下坚，下气，喉咽肿痛，头眩，胸胀咳逆，肠鸣，止汗。一名地文，一名水玉。生川谷。

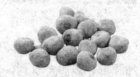

半夏（药材）

译　文

半夏，味辛，性平。主治外感伤寒，身体恶寒发热，心腹间郁结坚硬之感，可使体内郁气下行；能治疗咽喉肿痛，头晕目眩，胸中胀满，咳嗽气逆，肠鸣，具有止汗的功效。又叫地文、水玉。生长于两山之间有流水的高坡土地上。

品名释义

半夏为天南星科植物半夏的块茎，是多年生小草本植物，块茎近球形，叶出自块茎顶端。7～9月采挖，洗净泥土，除去外皮，晒干或烘干。半夏为中国植物图谱数据库收录的有毒植物，其毒性为全株有毒，块茎毒性较大。

生境分布

半夏野生于山坡、溪边阴湿的草丛中或林下，我国大部分地区有分布。

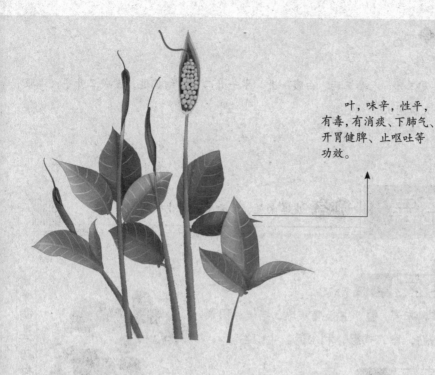

叶，味辛，性平，有毒，有消痰、下肺气、开胃健脾、止呕吐等功效。

 对症下药

—症状一—

热痰咳嗽，烦热面赤，口燥心痛，脉洪数

用半夏、天南星各一两，黄芩一两半，共研为末，加姜汁浸蒸饼做成丸子，如梧子大。每服五十至七十丸，饭后服，姜汤送下。

—症状二—

湿痰咳嗽，面黄体重，贪睡易惊，消化力弱

用半夏、天南星各一两，白术一两半，共研为末，加薄糊做成丸子，如梧子大。每服五十至七十丸，姜汤送下。

—症状三—

气痰咳嗽，面白气促

用半夏、天南星各一两，官桂半两，共研为末，加糊做成丸子，如梧子大。每服五十丸，姜汤送下。

呕吐反胃

用半夏三升、人参三两、白蜜一升、水一升二合，细捣过，煮成三升半，温服一升。一天服两次。

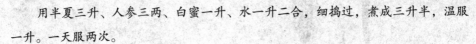

虎掌

别名 虎掌南星、天南星、掌叶半夏

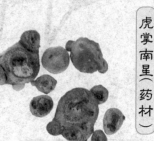

虎掌南星（药材）

原文

虎掌，味苦，温。主心痛寒热，结气，积聚，伏梁，伤筋，痿，拘缓；利水道。生山谷。

译文

虎掌，味苦，性温。主治胃脘部疼痛，身体恶寒发热，气郁积聚，伏梁，筋伤痿缓，拘挛；能通利水道。生长于山中的深谷处。

品名释义

虎掌为半夏属多年生草本植物。其块茎近圆球形，根为肉质，叶片则呈鸟足状分裂。一般用当年新收的种子，于8月上旬进行条播。

生境分布

虎掌多生于林下、溪旁等较阴湿之地，分布于河北、山西、山东、河南、安徽、陕西、四川、贵州等地。

对症下药

中风口噤目闭

用天南星研为末，加白龙脑等份，调匀。每次用手指点末擦齿二三十遍，口自开。

边学边用神农本草经

小儿惊风

用一两重的天南星一个，放酒中浸透，取出，安新瓦上，周围用炭火炙裂。放冷，出火毒。研为末，加朱砂一分。每服半钱，荆芥汤调下。每日空心服一次，午时再服一次。

 症 状 三

吐泻不止，四肢厥逆，甚至不省人事

将天南星研为末，每服三钱，加枣二枚，水二盏，煎取八成，温服。无效，可再服。

 症 状 四

小儿解颅

将天南星炮过，去皮，研为末，加淡醋调匀摊布上，贴囟门，再把手烘热，频频在囟门处摩熨。

 症 状 五

喉风喉痹

用天南星一个，挖空，放入白僵蚕七枚，纸包煨熟，研为末，姜汁调服一钱。病重者灌下，吐涎即愈。

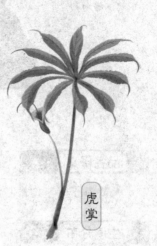

虎掌

大黄

 别名 将军、黄良、生军

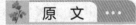 原 文 ···

大黄，味苦，寒。主下瘀血，血闭，寒热，破癥瘕、积聚，留饮宿食，荡涤肠胃，推陈致新，通利水谷，调中化食，安和五脏。生山谷。

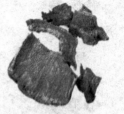

大黄（药材）

译 文 ···

大黄，味苦，性寒。主要功效是祛除瘀血，治疗女子闭经，消除恶寒发热，破除癥瘕、积聚肿块，消解食物滞留、不消化，荡涤肠胃，促进新陈代谢，使水湿、食物通利调中化食，使五脏安康和谐。生长于山中的深谷处。

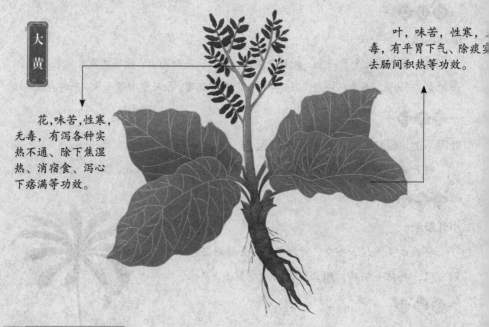

叶,味苦,性寒,
毒,有平胃下气、除痰寒
去肠间积热等功效。

花,味苦,性寒,
无毒,有泻各种实
热不通、除下焦湿
热、消宿食、泻心
下痞满等功效。

大黄

品名释义

大黄为蓼科植物掌叶大黄、唐古特大黄或药用大黄的干燥根及根茎。

生境分布

大黄喜阴湿，主要生长于山地、林缘或草坡，主要分布于陕西、甘肃东南部、青海、西藏东部、四川西部及云南西北部。

对症下药

—— 症状一 ——

风热积壅

用大黄四两、牵牛子（半炒）四两，共研为末，加炼蜜做成丸子，如梧子大。每服十九，白开水送下。如要微泻，每服可加十至二十九。

—— 症状二 ——

痰为面病

用大黄（酒浸，蒸熟，切晒）八两，生黄芩八两，沉香半两，共研为末，加青礞石（二两）和焰硝（二两）一起封固、煅红、研细的药末二两，以水和各药成丸，如梧子大。常服一二十九，小病五六十九，缓病七八十九，急病一百二十九，温水送下后，好静卧勿动，让药起作用。第二天，先下糟粕，次下痰涎。如未下，可再次服药。

小儿诸热

用大黄（煨熟）、黄芩各一两，共研为末，加炼蜜做成丸子，如麻子大。每服五至十九，蜜汤送下。亦可加黄连。

乳痈

用大黄、粉草各一两，共研为末，加好酒熬成膏，摊布块上贴疮。同时，取药末一匙，温酒送服。次日有恶物排出。

葶苈

别名 葶苈子、大适、大室

葶苈子

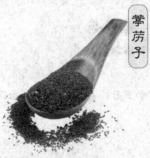

原文

葶苈，味辛，寒。主癥瘕积聚结气，饮食寒热，破坚逐邪，通利水道。一名大室，一名大适。生平泽及田野。

译文

葶苈，味辛，性寒。主治气血积聚形成的肿块，饮食不调，身体恶寒发热，具有破除坚积、逐除邪气、通利水道的功效。又叫大室、大适。生长于平地水草丛生处以及田野上。

品名释义

葶苈为十字花科葶苈的种子，属一年或二年生草本植物。其茎直立，花瓣黄色，后期则逐渐变为白色，种子椭圆形，呈褐色。

生境分布

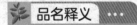

葶苈主要生长于田边路旁、山坡草地和河谷湿地。其分布范围较广，主要分布于东北、华北、华东的江苏和浙江、西北、西南的四川和西藏等地。

对症下药

—— 症状一 ——

阳性水肿

用甜葶苈一两半（炒后研末）、汉防己末二两，和鸭血及头同捣极烂，做成丸子，如梧子大。视病情每服五至十九，一天服三次，以小便通畅为验。

—— 症状二 ——

遍身肿满

用苦葶苈（炒）四两，研细，和枣肉做成丸子，如梧子大。每服十五丸，桑白皮汤送下。一天服三次。

—— 症状三 ——

咳嗽上气

用葶苈子三长，经微火熬研后，装入布袋，泡在清酒五升中。几日后饮酒，每次一小杯。一天饮四次。如病急，等不到酒泡透，可以榨汁服。

—— 症状四 ——

肺壅喘急

用葶苈炒黄，研为末，加蜜和成丸子，如弹子大。服药时先用大枣二十枚，加水三升，煎取二升，然后放入葶苈一丸，继续煎水至一升，一次服下。

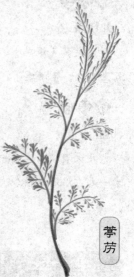

葶苈

桔梗

别名 包袱花、白药、梗草

原文

桔梗，味辛，微温。主胸胁痛如刀刺，腹满肠鸣幽幽，惊恐，悸气。生山谷。

译文

桔梗，味辛，性微温。主治胸胁如刀刺般疼痛，腹中胀满，肠鸣不断，惊恐，心悸。生长于山中的深谷处。

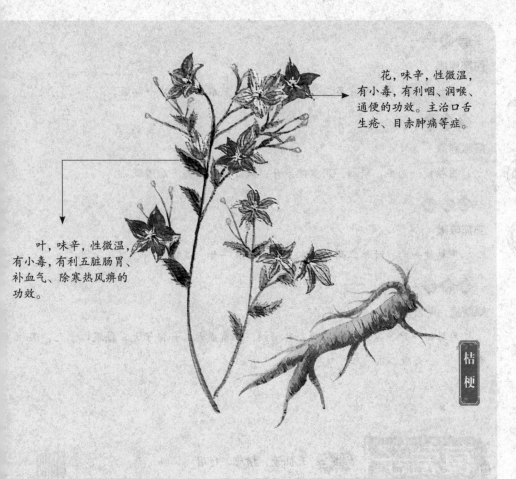

花，味辛，性微温，有小毒，有利咽、润喉、通便的功效。主治口舌生疮、目赤肿痛等症。

叶，味辛，性微温，有小毒，有利五脏肠胃、补血气、除寒热风痹的功效。

桔梗

🌿 品名释义

桔梗是双子叶植物桔梗科桔梗的根，其全株有白色的乳汁，主根为长纺锤形，分枝较少，叶片为卵形至披针形，种子呈褐色。一般在春、秋二季采挖。

🌿 生境分布

全国大部分地区均有分布，以东北、华北地区产量较大，华东地区质量较优。

🌿 对症下药

——症·状——

胸满不痛

用桔梗、枳壳等份，煎水二杯，成一杯，温服。

伤寒腹胀

用桔梗、半夏、陈皮各三钱，生姜五片，煎水二杯，成一杯服。

痰嗽喘急

用桔梗一两半，研细，用童便半升，煎成四合，去渣后温服。

肺痈咳嗽

用桔梗一两、甘草二两，加水三升，煮成一升，温服。

眼睛痛，眼发黑

用桔梗一斤、黑牵牛头三两，共研细，加蜜成丸，如梧子大。每服四十九，温水送下。一天服二次。

莨菪子

别名 天仙子、横唐、行唐

原 文

莨菪子，味苦，寒。主齿痛出虫，肉痹拘急；使人健行，见鬼，多食令人狂走。久服轻身，走及奔马，强志，益力，通神。一名横唐。生川谷。

译 文

莨菪子，味苦，性寒。主治牙疼并可出虫，治疗筋肉弊痛麻痹拘急。使人步履矫健，服用过量则会导致人妄见狂走。长期服用使人身体轻巧，如奔马般疾驰，可增强记忆力，气力充沛，神清气爽。又叫横唐。生长于两山之间有流水的高坡土地上。

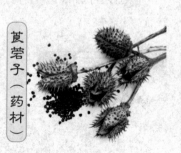

莨菪子（药材）

品名释义

莨菪子是二年生草本植物莨菪的种子。蒴果包藏于宿存萼内。种子多数近圆盘形,淡黄棕色。

生境分布

莨菪生长在海拔 1700 ~ 2600 米的山坡、林旁和路边,分布于我国东北、西北及华北,主产于内蒙古、河北、河南及东北、西北诸省区。

对症下药

症状一

突发癫狂

用莨菪三升,研细,在一升酒中泡几天。去渣,煎成浓汁,一天内分三次饮完。如觉头中似有虫行,额部及手脚现红点,即是病快要好的现象。

症状二

风痹厥痛

用莨菪三钱(炒),大草乌头、甘草各半两,五灵脂一两,共研为末。加糊做成丸子,如梧子大,以螺青为衣。每服十九,男子用菖蒲酒送下,女子用芫花汤送下。

症状三

久咳不止,痰有脓血

用莨菪子五钱,先煮后炒,研细,加酥油如鸡子大,大枣七枚,同煎至油尽。取枣日食三枚。又方:取莨菪子三撮吞服,一天服五六次。

症状四

长期水泻

用干枣十个,去核,填入莨菪子,

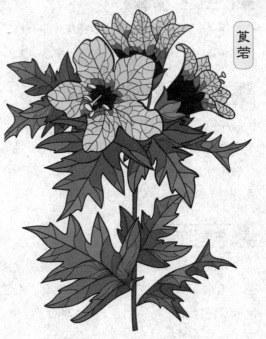

莨菪

扎定，烧存性。每服一钱，粟米汤送下。

风牙虫牙

用莨菪子一撮，放在小口瓶内烧，以小管引烟入病齿处。又方：把莨菪子装入瓶内，热汤淋药得气，吸入口中，药冷即换。有涎出，可吐去。

草蒿

 别名 青蒿、香蒿

原 文

草蒿，味苦，寒。主疥瘙痂痒、恶疮，杀虱，留热在骨节间，明目。一名青蒿，一名方溃。生川泽。

译 文

草蒿，味苦，性寒。主治疥疮结痂而瘙痒、恶性疮疡，可杀灭虫虱，消散骨节间的积热，增强视力。又叫青蒿、方溃。生长于河边池泽的水草丛生处。

品名释义

草蒿为菊科植物黄花蒿的干燥地上部分，是一年生草本植物。其植株有较为浓烈的挥发性香气，根、茎皆单生，叶纸质，头状花序球形，花为深黄色。秋季花盛开时采割，除去老茎后阴干。

草蒿

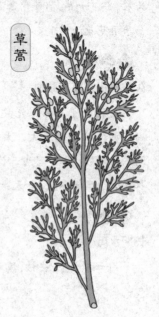

生境分布

青蒿主要分布于吉林、辽宁、陕西南部、河北南部、山东、河南、江苏、安徽、湖北、浙江、江西、湖南、福建、广东、广西、重庆酉阳、贵州、四川（东部）、云南等地区。

对症下药

症状一

痨病

将青蒿锉细，加水三升、童便五升同煎至一升半，去渣留汁再煎成膏，做成丸子，如梧子大。每服二十九，空腹时及临醒时各用温酒送下。

症状二

虚劳盗汗，烦热口干

用青蒿一斤，取汁熬膏，加人参末、麦门冬末各一两，熬至能捏丸时，做成丸子，如梧子大。每服二十九，饭后服，米汤送下。

症状三

疟疾寒热

用青蒿一把，加水二升，捣汁服。

症状四

温疟

用青蒿二两，在童便中浸过，焙干，加铅丹半两，研为末，每服二钱，白开水调下。

症状五

赤白痢

用青蒿、艾叶等份，同豆豉捣为饼，晒干。每用一饼，以水一碗半煎服。

旋覆花

别名 金钱花、金沸草、驴儿草、百叶草

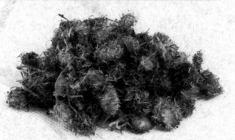 原文

旋覆花，味咸，温。主结气胁下满，惊悸；除水，去五脏间寒热，补中，下气。一名金沸草，一名盛椹。生平泽、川谷。

旋覆花（药材）

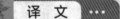

译 文

旋覆花,味咸,性温。主治邪气聚积造成的胁下胀满,惊恐心悸,能消除水湿,祛除五脏间的寒热邪气,补益内脏,使气下行。又叫金沸草、盛椹。生长于平地、两山之间有流水的高坡土地上。

品名释义

本品为菊科旋覆花属植物旋覆花或欧亚旋覆花的花序。

生境分布

旋覆花生于山坡、路旁、田边或水旁湿地,主要分布于东北、华北、西北及华东等地。

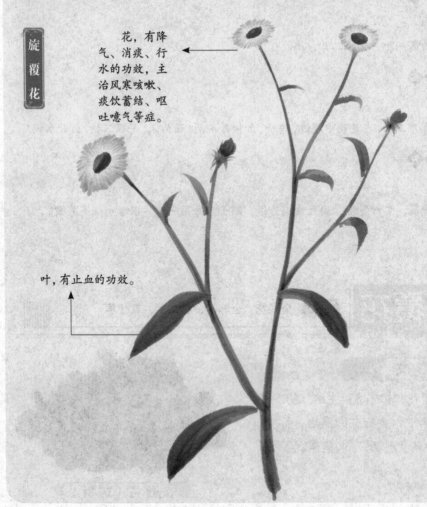

旋覆花

花,有降气、消痰、行水的功效,主治风寒咳嗽、痰饮蓄结、呕吐噫气等症。

叶,有止血的功效。

边学边用神农本草经

对症下药 ....

—— 症 状 一 ——

中风壅滞

　　将旋覆花洗净，焙过，研细，加炼蜜和成丸子，如梧子大。夜卧时以茶汤送下五至十九。

—— 症 状 二 ——

小儿眉癣

　　用旋覆花、赤箭（天麻苗）、防风，等份为末，洗净患处，以油调涂。

—— 症 状 三 ——

耳后生疮

　　将旋覆花烧过，研细。以羊油调涂患处。

藜芦

别名 黑藜芦、山葱、葱苒

 原　文 ....

　　藜芦，味辛，寒。主蛊毒，咳逆，泄痢，肠澼，头疡，疥瘙，恶疮，杀诸虫毒，去死肌。一名葱苒。生山谷。

 译　文 ....

　　藜芦，味辛，性寒。主治蛊毒，咳嗽气逆，痢疾，泄泻。治疗头部生疮、疥疮、恶疮，能杀虫解毒，去除坏死的肌肉。又叫葱苒。生长于山中的深谷处。

 品名释义 ....

　　藜芦是百合科藜芦属多年生草本植物，以根部或带根全草入药。其植株粗壮，叶片有多种形

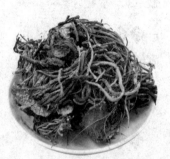

藜芦（药材）

状，如椭圆形、宽卵状椭圆形或卵状披针形，且大小通常有较大的变化。

生境分布

藜芦分布于我国东北、华北、陕甘南部、湖北、四川和贵州。

对症下药

—— 症 状 一 ——

风痰

用藜芦十分、郁金一分，共研为末。每服二三分，温浆水一碗送下。

—— 症 状 二 ——

中风，牙关紧闭

用藜芦一两，去苗头，在浓煎的防风汤中泡过，焙干，切细，炒成微褐色，研为末。每服半钱，小儿减半。温水调药灌下。以吐风涎为效，未吐再服。

又方：治中风后口吐涎沫，喉中发拉锯声：取藜芦一分、天南星一个（去浮皮，挖一小坑，倒入醋少许，在火上烘成黄色），共研为末，加生面和成丸子，如小豆大。每服三丸，温酒送下。

—— 症 状 三 ——

痰疟

用藜芦末半钱，温斋水调下。引吐为好。

又方：藜芦、皂荚（炙）各一两，巴豆二十五枚，熬黄，研成末，加蜜和成丸子，如小豆大。每空心服一丸，未发病时服一丸，临发病时又服一丸。宜暂时禁食。

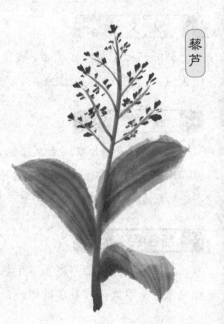

—— 症 状 四 ——

黄疸肿疾

用藜芦在火灰中炮过，取出研细。每服小半匙，水送下。数服可愈。

—— 症 状 五 ——

牙齿虫痛

将藜芦研为末，填入病齿孔中，不能吞汁。

射干

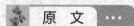

别名 乌扇、乌吹、乌蒲、扁竹、草姜

原文

射干，味苦，平。主咳逆上气，喉闭，咽痛，不得消息。散结气，腹中邪逆，食饮大热。一名乌扇，一名乌蒲。生川谷。

译文

射干，味苦，性平。主治咳嗽气喘，吸气困难，咽喉疼痛不减消，以至不能呼吸；能消散郁结的邪气，治疗腹中邪热，消除身体高烧。又叫乌扇、乌蒲。生长于两山之间有流水的高坡土地上。

品名释义

射干为鸢尾科射干属植物射干的根茎。其根茎粗壮，颜色为鲜黄色，呈不规则结节状，表面皱缩，有较密的环纹。

生境分布

射干主要分布于黄河以南各地，包括湖北、湖南、陕西、江苏、河南、安徽、浙江、云南等地。

对症下药

咽喉肿痛

用射干花根、山豆根，阴干为末，吹喉部。

喉痹不通

用射干一片，口含咽汁。

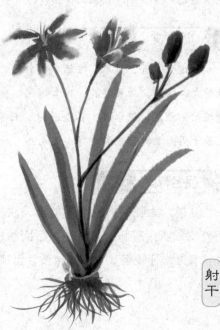

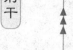

射干

二便不通，诸药不效

　　用射干根（生于水边者为最好），研汁一碗，服下即通。

腹部积水，皮肤发黑

　　用射干根捣汁服一杯，水即下。

乳痈初起

　　取射干根（要像僵蚕状）和萱草根，共研为末，加蜜调敷。

甘遂

别名 主田、猫儿眼、甘泽、重泽

原文

　　甘遂，味苦，性寒。主大腹疝瘕，腹满，面目浮肿，留饮宿食，破癥坚积聚，利水谷道。一名主田。生川谷。

译文

　　甘遂，味苦，性寒。主治疝瘕引起的腹部痞满肿大，胀满，面目浮肿，宿食消化不良，能破除癥结、积聚，使水道、谷道通利。又叫主田。生长于两山之间有流水的高坡土地上。

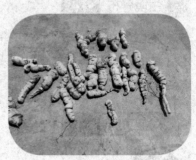

甘遂（块根）外形

品名释义

　　甘遂为大戟科植物甘遂的干燥块根。表面类白色或黄白色，凹陷处有棕色外皮残留。质脆，易折断，断面粉性，白色，木部微显放射状纹理；长圆柱状者纤维性较强。气微，味微甘而辣。春季开花前或秋末茎叶枯萎后采挖，剥去外皮，晒干。

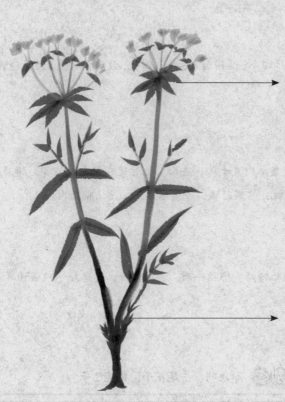

甘遂

叶，味苦，性微寒，有毒，可去痰水。

根，味苦，性寒，有毒，有泻水逐肿、消肿散结的功效，主治水肿、腹水、大小便不通等症。

 生境分布 ••••

甘遂主要分布于陕西、山东、甘肃、河南等地。

 对症下药 ••••

—症状一—

身面浮肿

用甘遂二钱，生研为末，放入猪肾中，外包湿纸煨熟吃下。每日吃一次至四五次。如觉腹鸣，小便亦通畅，即是见效。

—症状二—

水鼓气喘

用甘遂、大戟各一两，慢火炙后，共研为末。每取二三分，加水半碗，煎开几次，待温服下。

脚气肿痛

用甘遂半两，木鳖子仁四个，共研为末。每取四钱，放入猪肾中，湿纸包好煨熟，空心吃，米汤送下。

症状四

痞证

将甘遂包在面中，放浆水内煮十沸，去面。把甘遂在微火上炒黄，研为末。大人每服三钱，小儿每服一钱，临醒时服，冷蜜水送下。忌油腻鱼肉。

症状五

麻木疼痛

用甘遂二两、蓖麻子仁四两、樟脑一两，共捣作饼，贴患处。内服甘草汤。

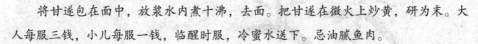

青葙子

别名 草决明、牛尾花子、狗尾巴子

原文

青葙子，味苦，微寒。主邪气皮肤中热，风瘙身痒，杀三虫。子，名草决明，疗唇口青。一名青蒿，一名萎蒿。生平谷道旁。

译文

青葙子，味苦，性微寒。主治邪气侵入皮肤使体表发热，可祛除风热邪气，杀灭蛔、赤、蛲三种寄生虫。它的子，叫草决明，治疗嘴唇青紫。又叫青蒿、萎蒿。生长于平原、山间谷地和道路两旁。

品名释义

青葙子为苋科植物青葙的种子。青葙是一年生草本植物，种子呈扁圆形，黑色，有光泽。秋季果实成熟时采割植物或摘取果穗，晒干，

青葙子

边学边用神农本草经

收集种子。

青葙生长于平原或山坡，全国各地均有分布。

对症下药

—— 症 状 一 ——

伤寒热毒攻眼，赤痛

青葙子一两，川大黄（铧碎，
微炒）一两，黄连（去须）一两，
黄芩一两，川升麻一两，栀子仁
一两，兔肝三分（微炙），川朴
消二两，苦参三分（铧）。上为
末，炼蜜为丸，如梧桐子大。每
服三十丸，以温浆水送下。不拘
时候。

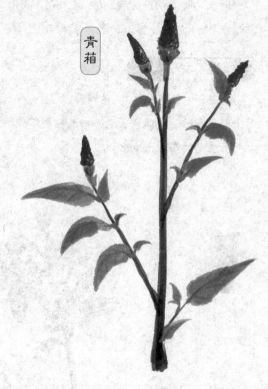

青葙

—— 症 状 二 ——

小儿蛔虫发作，心痛，多吐

青葙子三两，苦参（铧）三两，
黄连三两，萹竹三两，狼牙草三
两，雷丸一两，雄黄半两（细研），
桃仁一两（汤浸，去皮尖双仁，
麸炒微黄）。上为细散。1~2 岁儿每服半钱，以稀粥饮调下，不拘时候；儿稍大，
以意加之。若下部痒，绵裹少许纳之，每日二次；如不痒，即勿用。

—— 症 状 三 ——

顽翳钉眼

独活（去芦头）一两半，蒌蕤一两半，芎䓖一两半，青葙子一两半，黄连（去须）
一两半，黄芩（去黑心）一两半，防风（去叉）一两半，赤芍药一两半，车前子二两，
地骨皮一两，地肤子一两，甘蓝一两，甘草（炙，铧）一两。上为细末，炼蜜为丸，
如梧桐子大。每服四十丸，食后温熟水送下，一日二次。

白及

 甘根、白根、连及草

原 文

白及，味苦，平。主痈肿、恶疮、败疽、伤阴死肌，胃中邪气，贼风鬼击，痱缓不收。一名甘根，一名连及草。生川谷。

译 文

白及，味苦，性平。主治痈肿，恶性疮疡，疮疡恶化腐烂，阴精耗伤、肌肤坏死、胃中邪气郁结，受贼风侵袭而四肢缓弱不能收放。又叫甘根、连及草。生长于两山之间有流水的高坡土地上。

白及

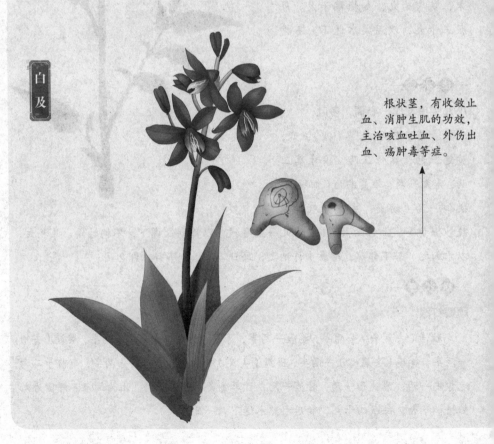

根状茎，有收敛止血、消肿生肌的功效，主治咳血吐血、外伤出血、疮肿毒等症。

品名释义 ....

白及是兰科白及属的一种，是多年生草本植物。地下有粗厚的根状茎，如鸡头状，富黏性，含白及胶质，即白及甘露聚糖，可供药用，有止血补肺、生肌止痛之效，也可供作糊料。球茎含白及胶质、淀粉、挥发油等；药用，有收效、补肺止血、消肿等作用，外敷治创伤出血、痈肿、烫伤、疔疮等；花美丽，栽培供观赏。用球茎繁殖，栽种在排水良好、肥沃的砂质壤土和腐殖质壤土中。

 生境分布 ....

白及生长于林下阴湿处或山坡草丛中，分布于华东、中南、西南及甘肃、陕西等地。

 对症下药 ....

—— 症 状 一 ——

鼻血不止

用口水调白及末涂鼻梁上低处；另取白及末一钱，水冲服。

—— 症 状 二 ——

心气疼痛

用白及、石榴皮各二钱，研细，加炼蜜和成丸子，如黄豆大。每服三丸，艾醋汤送下。

—— 症 状 三 ——

妇女阴脱

用白及、川乌药，等份为末，薄布包一钱，纳入阴道中，觉腹内热即止。每天用一次。

—— 症 状 四 ——

疔疮、肿疮

用白及末半钱，澄水中，等水清后，去水，将药摊厚纸上贴于患处。

—— 症 状 五 ——

跌打骨折

用白及末二钱，酒调服。

刀伤

用白及、煅石膏，等份为末，撒在伤口上。

大戟 别名 下马仙

原 文

大戟，味苦，寒。主蛊毒，十二水，腹满急痛，积聚，中风，皮肤疼痛，吐逆。一名邛钜。

译 文

大戟，味苦，性寒。主治蛊毒，十二经的各种水肿症，腹中胀满紧痛，邪气积聚，中风，皮肤疼痛，呕吐。又叫邛钜。

品名释义

大戟是茜草科植物红芽大戟或大戟科植物京大戟的根，是多年生草本植物。

生境分布

大戟生长于路旁、山坡、荒地及较阴湿的树林下，分布于东北、华东地区及河北、河南、湖南、湖北、四川、广东、广西等地。

对症下药

水肿喘急

用大戟（炒）二两、干姜（炮）半两，共研为末，每服三钱，姜汤送下。以大小便通畅为度。

水病肿满

用大戟、当归、橘皮各一两，切碎，加水二升，煮取七合，一次服下。病重者，再服一次可愈。病愈后，一年之内须慎饮食，不吃刺激性大的东西。

水肿腹大或遍身浮肿

用枣一半，放锅内，上面盖着大戟的根、苗，不加盖煮熟，随时取枣吃下，枣尽病愈。又方：大戟、白牵牛、木香，等份为末。每取一钱，纳入剖开的猪肾中，用湿纸包好煨熟，空心吃下。

牙痛

把大戟放口中齿痛处，咬定。

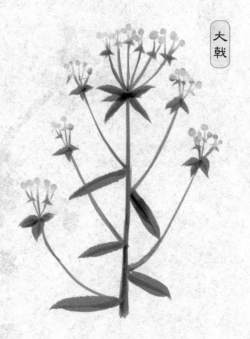

大戟

泽漆

别名 五朵云、猫儿眼草、五凤草

 原文

泽漆，味苦，微寒。主皮肤热，大腹水气，四肢、面目浮肿，丈夫阴气不足。生川泽。

译文

泽漆，味苦，性微寒。主治皮肤发热，腹部胀满有水气，四肢及满目浮肿，男子肾气亏损不足。生长于河边池泽等水草丛生处。

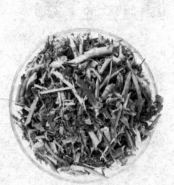
泽漆（药材）

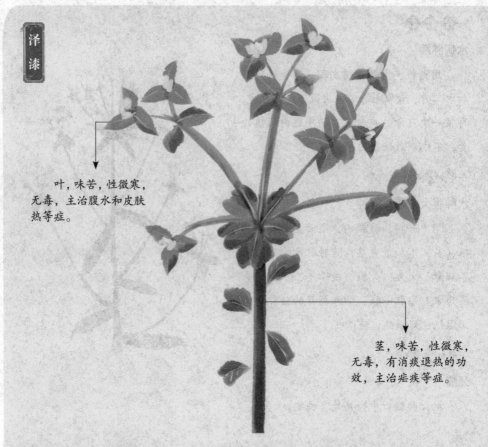

泽漆

叶，味苦，性微寒，无毒，主治腹水和皮肤热等症。

茎，味苦，性微寒，无毒，有消痰退热的功效，主治疟疾等症。

品名释义 ····

泽漆为双子叶植物大戟科泽漆的干燥全草，是一年生或二年生草本植物。4～5月开花时采收，晒干。

生境分布 ····

泽漆生长于沟边、路旁、田野，分布于除新疆、西藏以外的全国各地。

对症下药 ····

咳嗽上气、脉沉

用泽漆三斤，加水五斗，煮取一斗五升，去渣，汁中再加半夏半升，紫参、白前、生姜各五两，甘草、黄芩、人参、桂心各三两，最后煎成药汁五升。每服五合，一天服三次。

心下伏瘕

用泽漆四两、大黄、葶苈各三两，捣烂筛细，加蜜成丸，如梧子大。每服二九，一天服三次。

水气蛊病

将泽漆晒干，研为末，加枣肉和成丸子，如弹子大。每服二九，白开水送下。一天服二次。如腹中觉暖、小便通畅，即服药见效。

脚气赤肿，走路疼痛

用泽漆、鹭鸶藤、蜂窠，等份为末。每取一两，加水五碗煎成三碗，熏洗痛处。

牙痛

将泽漆研为末，开水泡汁漱口。

茵芋

别名 莞草、卑共

原 文

茵芋，味苦，温。主五脏邪气，心腹寒热，羸瘦如疟状，发作有时，诸关节风湿痹痛。生川谷。

译 文

茵芋，味苦，性温。主治五脏内邪气郁结，心腹间恶寒发热，身体羸瘦虚弱像患有疟疾的样子，全身关节风湿痹痛。生长于两山之间有流水的高坡土地上。

品名释义

本品为芸香科茵芋属植物茵芋或乔木茵芋的茎叶。茵芋是常绿灌木，生于山中树荫下。枝、叶味苦，有毒。用作草药，治风湿。湖北民间用全株作草药，治肾炎、水肿。全年均可采收，茎叶切段，晒干。

生境分布

茵芋分布于山东、江苏、安徽、浙江、江西、湖南、四川、贵州、福建、广西、广东、湖北等地。

对症下药

手足枯痹拘挛

用茵芋、附子、天雄、乌头、秦艽、女萎、防风、防己、石南叶、踯躅花、细辛、桂心各一两，切细，装薄布袋中，以酒一斗浸渍。几日后，取酒饮服。每服一合，一天两次。手足只感微痹即止。

脚气病

用茵芋叶（炒）、薏苡仁各半两，郁李仁一两，牵牛子三两（生，研末），共研为末，加炼蜜做成丸子，如梧子大。每服二十九，五更时以姜、枣煎汤送下。以泻为验，未泻再服。

贯众

别名 贯节、贯中、伯芹、百头

原文

贯众，味苦，微寒。主腹中邪热气，诸毒，杀三虫。一名贯节，一名贯渠，一名百头，一名虎卷，一名扁苻。生山谷。

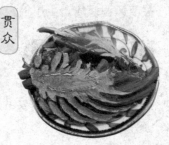

译 文

贯众，味苦，性微寒。主治腹中邪气结聚，能解除各种毒，杀灭蛔、赤、蛲三虫。又叫虎卷、扁苻。生长于山中的深谷处。

品名释义

贯众是鳞毛蕨科植物两色鳞毛蕨、乌毛蕨植物乌毛蕨和狗脊蕨等的根茎。春、秋二季采挖，削去叶柄和须根，洗净晒干。

粗茎鳞毛蕨

生境分布

蕨类植物一般生长于林下沟边和墙根等潮湿的地方，分布于山西、陕西、河南、山东、江苏、安徽、浙江、江西、福建、湖南、湖北、四川、贵州、云南等地。

对症下药

鼻血不止

用贯众根研末，取一钱，水冲服。

各种下血

将贯众去掉皮毛，焙干，研细。每服二钱，空心服，米汤送下。或加醋、糊和药为丸，如梧子大。每服三四十九，米汤送下。或将药烧存性，研细，加麝香少许。每服二钱，米汤送下。

妇女血崩

用贯众半两，煎酒服。

产后流血过多，心腹彻痛

用状如刺猬的大贯众一个，全用不锉，只去毛，以好醋蘸湿，慢火炙令香熟，冷后研细。每服三钱，空心服，米汤送下。

第四卷 下品药材

长期咳嗽，痰带脓血

　　用贯众、苏方木等份。每服三钱，以水一碗，生姜三片，煎服。日服二次。

莞花

别名 老龙树花、老虎麻花

原文

　　莞花，味苦，寒。主伤寒、温疟，下十二水，破积聚、大坚癥瘕，荡涤肠胃中留癖、饮食，疗寒热邪气，利水道。生川谷。

译文

　　莞花，味苦，性寒。主治伤寒、温疟；可下十二经的水邪，破除体内积聚肿块，还能荡涤肠胃中的饮水食物积块，消除寒热，祛邪气，利水道。生长于两山之间有流水的高坡土地上。

品名释义

　　莞花为瑞香科植物莞花的花朵，是中国植物图谱数据库收录的有毒植物。

生境分布

　　莞花生长于山地石壁隙缝或山坡沟边较潮湿处，也有栽培者，分布于陕西、湖北、湖南、江西、云南、西藏等地。

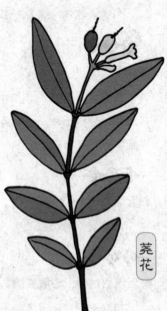

莞花

对症下药

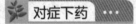

肿及支满癖饮

　　莞花、莞花各半两，甘草、大戟、甘遂、大黄、黄芩各一两，大枣十枚。

上八味细切，以水五升，煮成一升六合。分四服，空心服，以快下为度。

症状二

腹中积聚邪气、寒气

甘遂一分，芫花一分，芫花一分，桂心一分，巴豆一分，杏仁一分，桔梗一分。上七味，芫花、芫花熬令香，巴豆、杏仁去皮熬令变色已，各异捣，下细筛，捣合丸，以白蜜捣万杵。服如小豆一丸，日三行，长将服之。伤寒增服，膈上吐，膈下利，小儿亦服，妇人兼身亦服。忌猪肉、芦笋、生葱。

羊踯躅

别名 黄踯躅、黄杜鹃、羊不食草、闹羊花

原文

羊踯躅，味辛，温。主贼风在皮肤中淫淫痛，温疟，恶毒，诸痹。生川谷。

译文

羊踯躅，味辛，性温。主治皮肤受到贼风侵袭而走窜作痛，治疗温疟，解除恶毒，驱除各种痹痛。生长于两山之间有流水的高坡土地上。

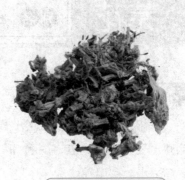

羊踯躅（药材）

品名释义

羊踯躅为杜鹃花科落叶灌木。羊踯躅的花含毒性成分，有棂木毒素和石楠素。叶含黄酮类、杜鹃花毒素。其味辛，有毒，有镇痛、祛风、除湿功效。可治风湿顽痹，伤折疼痛，皮肤顽癣等症。并用作手术麻醉。

生境分布

羊踯躅生长于山坡、石缝、灌木丛中，分布于江苏、浙江、江西、福建、湖南、湖北、河南、四川、贵州等地。

对症下药

症状一

风痰注痛

　　用羊踯躅花、天南星，一起生捣做饼，蒸四五遍，以衡布袋收存。用时取焙为末，加蒸饼和成丸子，如梧子大。每服三丸，温酒送下。腰脚骨痛，空心服；手臂痛，饭后服。

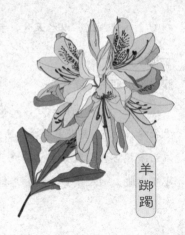

羊踯躅

症状二

风湿痹痛

　　用凌晨的羊踯躅花，酒拌后蒸过，晒干，研为末。每服五分，以牛乳一合、酒二合调服。

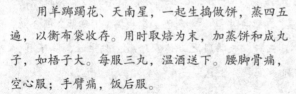

芫花

别名 老鼠花、头痛花、闷头花

 原文

　　芫花，味辛，温。主咳逆上气，喉鸣喘，咽肿短气，蛊毒，鬼疟，疝瘕，痈肿，杀虫鱼。一名去水。生川谷。

 译文

　　芫花，味辛，性温。主治咳嗽气逆，喉咙中有喘鸣音，咽部肿痛，气息短促，蛊毒，鬼疟，疝瘕，痈肿，毒杀虫鱼。又叫去水。生长于两山之间有流水的高坡土地上。

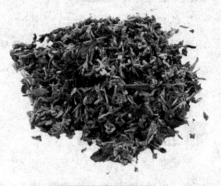

芫花（药材）

品名释义

　　芫花是瑞香料植物，茎略带紫褐色，幼时有柔毛。叶对生，有的互生，椭圆形。花淡紫色，外被白色短柔毛。核果肉质，白色。用药部分是芫花干燥的花蕾，于春季花未开放时采收。

 生境分布 •••

芫花生长于路旁及山坡林间，分布于长江流域以南及山东、河南、陕西等地。

 对症下药 •••

—— 症 状 一 ——

久嗽

芫花二两，干姜二两，白蜜二升。芫花、干姜为末，纳蜜中，搅令相和，微火煎，令如糜。每服如枣核大一个，日三夜一服，欲瘥者多服。

—— 症 状 二 ——

突发咳嗽

用芫花一升，加水三升煮汁一升。以枣十四枚，放入汁中煮干，一天吃五枚，必愈。

—— 症 状 三 ——

咳嗽有痰

用芫花一两（炒），加水一升，煮开四次，去渣，再加入白糖半斤。每服约一个枣子大的量。忌食酸咸物。

—— 症 状 四 ——

冻疮

芫花二钱，红花一钱，浸入75%酒精100毫升内，1~2周后过滤去渣备用，治疗时用药液外搽患处。

—— 症 状 五 ——

久疟，腹胁坚痛

用芫花（炒）二两，朱砂五钱，共研为末，加蜜做成丸子，如梧子大。每服十丸，枣汤送下。

—— 症 状 六 ——

水蛊胀满

用芫花、枳壳等份，先以醋把芫花煮烂，再加枳壳煮烂，一起捣匀做丸子，如梧子大。每服三十丸，白汤送下。

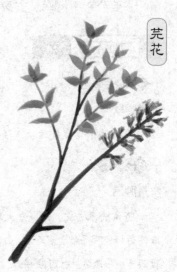

芫花

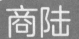

商陆

原 文

商陆，味辛，平。主水胀，疝瘕，痹；熨除痈肿，杀鬼精物。一名芴根，一名夜呼。生川谷。

译 文

商陆，味辛，性平。主治水肿胀满，疝瘕，痹证；用商陆外贴患处可消除痈肿，杀病邪。又叫芴根、夜呼。生长于两山之间有流水的高坡土地上。

品名释义

商陆为商陆科植物商陆和垂序商陆的根，秋季至初春采挖，晒干或阴干。生用或醋炙用。

生境分布

商陆生长于疏林下、林缘、路旁、山沟等湿润的地方。我国大部分地区都有分布，主要分布于河南、安徽、湖北等地。

商陆

对症下药

温气脚软

将商陆根切成小豆大，先煮熟，再加绿豆同煮成饭，每日进食，病愈为止。

水气肿满

将商陆根去皮，切成豆大颗粒，装一碗，加糯米一碗，同煮成粥，每日空心吃下。微泻为好，不得杂食。又方：白商陆六两，取汁半合，加酒半升，斟酌病人情况适量给服，腹泻为效。又方：白商陆一升，羊肉六两，加水一斗煮取六升，去渣，和葱豉一起煨汤吃。

腹中症结

　　用商陆根捣汁或蒸烂，摊布上，放在患处，药冷即换，昼夜不停。

产后血块时攻心腹，疼痛不可忍

　　商陆（干者）、当归（切、炒）各一分，紫葳、蒲黄各一两。

　　上四味捣罗为散，空腹温酒调下二钱匕。

石痈

　　用一商陆根捣烂搽涂患处，药干即换。此方亦治湿疮、疬子。

羊蹄

 别名　牛舌头、土大黄、败毒菜根、羊蹄大黄

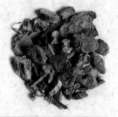

羊蹄（药材）

原 文

　　羊蹄，味苦，寒。主头秃、疥瘙，除热、女子阴蚀。一名东方宿，一名连虫陆，一名鬼目。生川泽。

译 文

　　羊蹄，味苦，性寒。主治头秃、疥疮、瘙痒，祛除热邪，治疗女子阴蚀症。又叫连虫陆、鬼目。生长于河流沼泽的水草丛生处。

品名释义

　　羊蹄为蓼科酸模属植物羊蹄或尼泊尔酸模的根。羊蹄是多年生草本植物，夏、秋季采收，洗净，晒干或鲜用。

生境分布

　　羊蹄生长于山野、路旁或湿地，分布于我国东北、华北、华东、华中、华南等地。

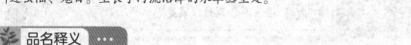

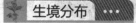

第四卷　下品药材

对症下药

症状一

结肠

用羊蹄根一两，加水一大碗，煎至六成，温服。

症状二

肠风下血

将羊蹄根洗净，切细，加连皮老姜各半碗，炒赤，以酒淬过，去渣，适量饮服。

症状三

喉痹

将羊蹄根在陈醋中研成泥，先以布把喉外擦红，再把药涂上。

症状四

顽癣

用羊蹄根绞出汁，加轻粉少许，调成膏涂癣上，三五次即愈。又方：用羊蹄根五升，在桑柴火上煮开四五次，取汁洗癣，同时以羊蹄汁和矾末涂搽。

症状五

湿癣

用羊蹄根捣烂，和醋调匀涂搽，过一阵，用冷水洗去。一天治一次。

羊蹄

萹蓄

别名 道生草、萹竹、萹蔓

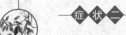

原文

萹蓄，味苦，平。主浸淫、疥瘙、疽、痔，杀三虫。一名萹竹。生山谷。

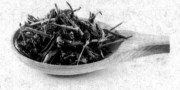

萹蓄（药材）

译文

萹蓄，味苦，性平。主治浸淫疮、疥疮瘙痒、疽疮、痔疮，杀灭蛔、赤、蛲三种寄生虫。又叫萹竹。生长于山中的深谷处。

品名释义

萹蓄为蓼科一年生草本植物萹蓄的全草，每年小暑时间采取茎叶，晒干作药用。全草含萹蓄苷、槲皮苷、没食子酸、咖啡酸、草酸、硅酸、绿原酸、葡萄糖、果糖及蔗糖。

生境分布

萹蓄生长于田野、路旁、荒地及河边等处，分布于河南、四川、浙江、山东、吉林、河北等地。

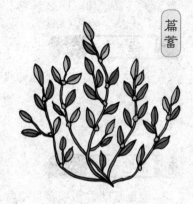

萹蓄

对症下药

—— 症 状 一 ——

膀胱不利为癃，小便闭而不通

萹蓄、车前子、瞿麦、滑石、甘草、山栀子、木通、大黄、木香各等份。上锉。每服三钱，入灯芯十茎，水煎，食前服。

—— 症 状 二 ——

伤寒心中懊憹，下利，谷道中烂伤

萹蓄二分，藋芦十分，干漆二分。上药各为细末，和匀。每服一钱匕，食前粥饮下，日二次。

—— 症 状 三 ——

尿路感染

本病辨证分为二型。（1）膀胱湿热型以利湿通淋法，药用萹蓄、瞿麦、乌药、土茯苓、益智仁、滑石、甘草。加减：血尿者加茅根、地榆，高热者加金银花、连翘，有脓球者加败酱草、蒲公英，腰痛者加续断、桑寄生，尿痛者加海金沙。（2）肝胆郁热型，治以疏肝清热，药用萹蓄、瞿麦、柴胡、赤芍、车前草、茯苓、黄柏、栀子、甘草梢。加减同上。

狼毒

 别名 一把香、山萝卜、绵大戟、断肠草

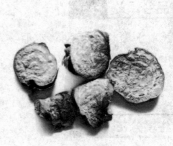

狼毒（药材）

原文

狼毒，味辛，平。主咳逆上气，破积聚，饮食寒热，水气，恶疮，鼠瘘，疽蚀，鬼精毒。杀飞鸟走兽。一名续毒。生山谷。

译文

狼毒，味辛，性平。主治咳嗽气喘，破除邪气积聚形成的肿块，治疗饮食积聚、身体恶寒发热、水肿、恶疮、鼠瘘、疽蚀疮、蛊毒，可毒杀飞禽走兽。又叫续毒。生长于山中的深谷处。

品名释义

狼毒是瑞香科狼毒属植物，为多年生草本植物。在高原上，牧民们因它含有毒的汁液而给它取了这样一个名字。狼毒花根系大，吸水能力强，能够适应干旱寒冷的气候，生命力强，周围草本植物很难与之抗争，在一些地方已被视为草原荒漠化的"警示灯"。而在高原上，狼毒的泛滥最重要的原因则是人们放牧过度，其他物种少了，狼毒乘虚而入。

生境分布

狼毒生长于草原和高山草甸，分布于东北、华北、西北、西南等地。

对症下药

 症 状 一

心腹痛

用狼毒二两、附子半两，捣烂，加蜜成丸，如梧子大。第一天服一丸，第二天服二丸，第三天服三丸，然后又加一丸起至三丸止，如此循环直至病愈。

腹中冷痛

用狼毒三两、附子一两、旋覆花三两，共捣为末，加蜜做成丸，如梧子大。每服三丸，饭前服。白开水送下。每天服三次。

阴疝

用狼毒四两、防风二两、附子三两，共研为末，加蜜做成丸子，如梧子大。每服三丸，日夜连服三次。

寄生虫病

将狼毒研细，取一钱，加糖一块，临醒时空腹服，水送下。次早即有虫排出。

干湿虫疥

将狼毒（不拘多少）捣烂，以猪油、马油调搽患处。睡时勿以被蒙头，恐药气伤脸。

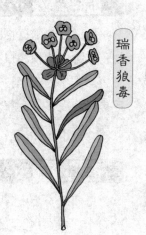

瑞香狼毒

鬼臼

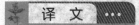 八角莲、八角乌

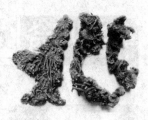

鬼臼（药材）

原文

鬼臼，味辛，温。主杀蛊毒，鬼疰精物，辟恶气不祥，逐邪解百毒。一名爵犀，一名马目毒公，一名九臼。生山谷。

译文

鬼臼，味辛，性温。主治蛊毒，杀灭鬼疰精物，辟除病邪不祥，逐除邪气，解除百毒。又叫爵犀、马目毒公、九臼。生长于山中的深谷处。

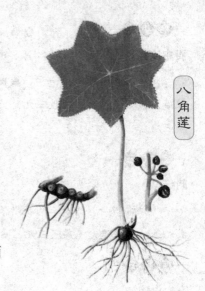

八角莲

品名释义

　　鬼臼为中国植物图谱数据库收录的有毒植物，其毒性为根和根茎含鬼臼毒素、脱氧鬼臼毒素。本品为小檗科植物八角莲的根茎。八角莲是鬼臼属多年生草本植物。夏、秋季采挖，洗净，晒干或鲜用。

生境分布

　　鬼臼生长于山谷和山坡杂木林下阴湿处，分布于广东、广西、四川、贵州、湖北、江西等地。

对症下药

子死腹中

　　用鬼臼不拘多少，研为末。每服一钱，加酒一碗，煎至八成，一次服下，死胎即出。

发寒发热，身上长疮

　　用鬼臼叶一把泡苦酒中，捣取汁，每服一升，一天服两次。

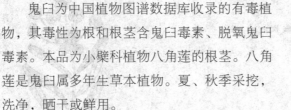

白头翁

别名 野丈人、胡王使者、白头公

原 文

　　白头翁，味苦，温。主温疟，狂易寒热，癥瘕积聚，瘿气，逐血止痛，疗金疮。一名野丈人，一名胡王使者。生山谷。

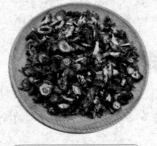

白头翁（药材）

译 文

白头翁，味苦，性温。主治温疟、精神狂乱、身体恶寒发热，破除邪气积聚形成的肿块、瘰气，消除瘀血疼痛，治疗金属创伤。又叫野丈人、胡王使者。生长于山中的深谷处。

品名释义

白头翁为毛茛科植物白头翁的干燥根。春、秋二季采挖，除去泥沙，干燥。

生境分布

白头翁生长于山岗、荒坡及田野间，分布于黑龙江、吉林、辽宁、河北、陕西、山西、河南、山东等地。

对症下药

——症状一——

热痢下重

用白头翁二两，黄连、黄柏、秦皮各三两，加水七升煮成二升。每服一升，不愈再服。妇人产后痢虚极者，可加甘草、阿胶各二两。

——症状二——

下痢咽痛

用白头翁、黄连各一两，木香二两，加水五升，煎成一升半，分三次服。

——症状三——

肠坠偏肿

用白头翁根，捣敷患处。

——症状四——

包痔肿痛

治法同上。

——症状五——

小儿秃疮

治法同上。

边学边用神农本草经

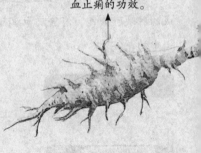

根，味苦，性温，无毒，有清热解毒、凉血止痢的功效。

花，味苦，性温，无毒，有止鼻出血的功效。

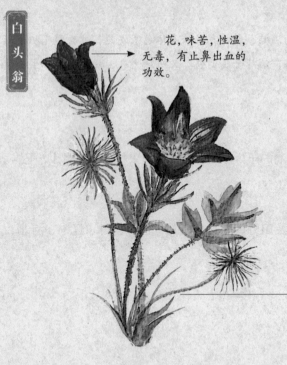

茎叶，味苦，性温，有毒，主一切风气，有暖腰膝、明目消赘的功效。

羊桃

别名 阳桃、杨桃、五敛子

原文 ...

羊桃，味苦，寒。主燸热身暴赤色，风水，积聚，恶疡；除小儿热。一名鬼桃，一名羊肠。生川谷。

译文 ...

羊桃，味苦，性寒。主治身体受热邪之气而呈现赤红色、风水浮肿，消除积聚，治疗恶性疮疡、小儿身体发热。又叫鬼桃、羊肠。生长于两山之间有流水的高坡土地上。

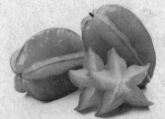

羊桃（果实）外形

品名释义

羊桃果实形状特殊,颜色呈翠绿鹅黄色,皮薄如膜,肉脆滑汁多,甜酸可口。除含糖 10% 外,还含有丰富的维生素 A 和 C。其主要品种有"崛督(平顶)甜杨桃""尖督(尖顶)甜杨桃""酸杨桃"三种。

羊桃是常绿小乔木或灌木,浆果一年四季交替互生,但品质以 7 月开花,秋分果熟的为最佳,产量也最高。

生境分布

羊桃分布于热带地区,广东、广西、福建和云南等地均有栽培。

对症下药

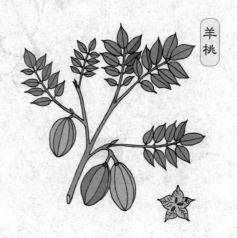

羊桃

──症状一──

风热咳嗽

羊桃鲜食。

──症状二──

石淋

羊桃三至五枚,和蜜煎汤服。

──症状三──

疣母瘊块

羊桃五至八枚,捣烂绞汁。每服一杯,日服二次。

第四卷 下品药材

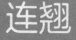

连翘

别名 旱连子、大翘子、空壳

原文

连翘,味苦,平。主寒热,鼠瘘,瘰疬,痈肿,恶疮,瘿瘤,结热,蛊毒。一名异翘,一名兰华,一名折根,一名轵,一名三廉。生山谷。

连翘

花，味苦，性平，无毒，主治寒热鼠瘘瘰疬、痈肿恶疮瘿瘤、结热蛊毒等症。

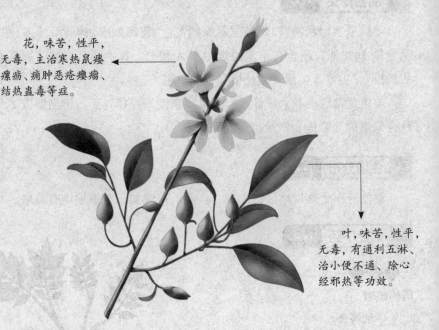

叶，味苦，性平，无毒，有通利五淋、治小便不通、除心经邪热等功效。

边学边用神农本草经

译 文 ····

连翘，味苦，性平。主治身体恶寒发热、鼠瘘、瘰疬、痈肿、恶疮、瘿瘤、结热、蛊毒等恶性疾病。又叫异翘、兰华、折根、轵、三廉。生长于山中的深谷处。

品名释义 ····

连翘是中国临床常用传统中药之一。连翘在全世界有 11 个大品种，大多源自中国。本品为木樨科植物连翘的干燥果实，果实初熟尚带绿色时采收的称为青翘，果实熟透颜色发黄时采收的称为老翘。连翘有抗菌、强心、利尿、镇吐等药理作用，常用连翘治疗急性风热感冒、痈肿疮毒、淋巴结结核、尿路感染等症，为双黄连口服液、双黄连粉针剂、清热解毒口服液、连草解热口服液、银翘解毒冲剂等中药制剂的主要原料。

生境分布 ····

连翘分布于河北、山西、陕西、甘肃、宁夏、山东、江苏、河南、江西、湖北、四川及云南等地。

对症下药

—— 症·状·一 ——

瘰疬结核

用连翘、胡麻等份为末，随时吞服。

—— 症·状·二 ——

痔疮肿痛

用连翘煎汤熏洗，后以绿矾加麝香少许敷贴。

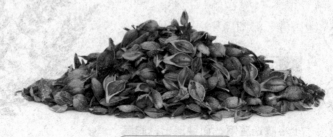

连翘（药材）

—— 症·状·三 ——

痈疽肿毒

用连翘草及根各一升，加水一斗六升，煮成三升服。出汗为见效。

乌韭

别名 金花草、雉鸡尾、孔雀尾

原 文

乌韭，味甘，寒。主皮肤往来寒热，利小肠膀胱气。生山谷石上。

译 文

乌韭，味甘，性寒。主治皮肤中有寒热之气往来发作，能通利小肠，排除膀胱之气。生长于山中深谷的岩石之上。

品名释义

乌韭高60～100厘米，根状茎横走，疏生褐色钻状鳞片，叶柄禾秆色，叶片3～4回羽状裂，小羽片用裂片多数，先端略呈截形。孢子囊群位干裂片顶部，顶生于小脉上。

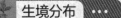

生境分布

乌韭生长于山坡林中，沟边阴湿处，分布于湖北、湖南、安徽南部、浙江南部、江西、四川、贵州、云南、广东、广西、香港、海南岛和福建等地。

对症下药

——症状一——

少小咳逆善呕，面肿涕出，胸满肺胀，短气肩息

白狗肺一具（切），紫菀五分，清酒一斗，人参一两，乌韭一两，款冬花一两，细辛一两，桂心一两，白术一两，生姜三两，饴糖半斤，豉一升，甘草（炙）一寸，麻黄（去节）二分，吴茱萸半斤（一方无桂心，有杏仁七个）。用前清酒一斗，同药微火煮至七升。每服一合，日三夜一。

——症状二——

创伤出血

乌韭叶晒干，研极细末撒患处，纱布包扎；鲜乌韭叶捣烂，敷伤处，纱布包扎。

乌韭

蚤休

别名 蚩休、重台、重楼、白甘遂、七叶一枝花

原文

蚤休，味苦，微寒。主惊痫，摇头弄舌，热气在腹中，癫疾，痈疮，阴蚀；下三虫，去蛇毒。一名蚩休。生川谷。

译文

蚤休，味苦，性微寒。主治惊痫，摇头弄舌怪态百出，祛除腹中聚积的热邪之气，治疗癫疾、痈疮、阴蚀，可杀蛔、赤、蛲三种寄生虫，解蛇毒。又叫蚩休。生长于

边学边用神农本草经

两山之间有流水的高坡土地上。

 品名释义

蚤休为百合科植物七叶一枝花、金线重楼及其数种同属植物的根茎。全年可采。挖取根茎，洗净，削去须根，晒干或烘干。

 生境分布

蚤休分布于江苏、安徽、湖北、江西、浙江、福建、广东、广西、贵州、四川、云南等地。

 对症下药

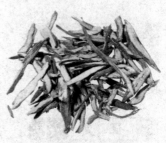

蚤休（药材）

━ 症 状 一 ━

风毒暴肿

重台草、木鳖子（去壳）、半夏各一两。上药捣细罗为散，以酽醋调涂之；凡是热肿，�之。

━ 症 状 二 ━

妇人奶结，乳汁不通，或小儿吹乳

重楼三钱。水煎，点水酒服。

━ 症 状 三 ━

耳内生疮热痛

蚤休适量。醋磨涂患处。

━ 症 状 四 ━

慢惊

栝蒌根二钱，白甘遂一钱。上用慢火炒焦黄色，研匀。每服一字，煎麝香，薄荷汤调下，无时。

━ 症 状 五 ━

肺痨久咳及哮喘

蚤休五钱。加水适量，同鸡肉或猪肺煲服。

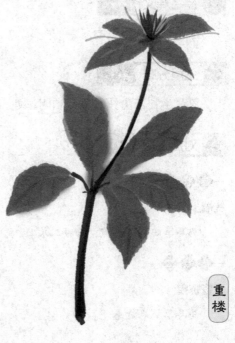

重楼

新旧跌打内伤

> 七叶一枝花，童便浸四五十天，洗净晒干研末。每服三分，酒或开水送下。

荩草

别名 菉竹、王刍、黄草、菉蓐草、细叶荩竹、毛竹、马耳草

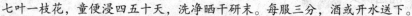

原 文 ····

> 荩草，味苦，平。主久咳，上气喘逆，久寒惊悸，痂疥，白秃疡气；杀皮肤小虫。生川谷。

译 文 ····

> 荩草，味苦，性平。主治久咳，哮喘气逆，久寒惊悸，痂疥疮，白秃疮，能杀灭皮肤中的寄生虫。生长于两山之间有流水的高坡土地上。

品名释义 ····

> 荩草是禾本科植物荩草的全草。7～9月割取全草，晒干。以根、全草入药。

生境分布 ····

> 荩草生长于山坡、草地和阴湿处，全国各地都有分布。

对症下药 ····

气喘上气

> 马耳草四钱。水煎，日服二次。

恶疮疥癣

> 马耳草捣烂敷患处。

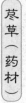

荩草（药材）

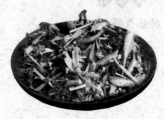

夏枯草

别名 棒槌草、铁色草、大头花、夏枯头

原文

夏枯草，味苦、辛，寒。主寒热，瘰疬，鼠瘘，头疮；破癥，散瘿结气，脚肿湿痹；轻身。一名夕句，一名乃东。生川谷。

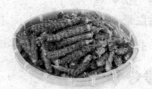

夏枯草（药材）

译文

夏枯草，味苦、辛，性寒。主治身体恶寒发热、瘰疬、鼠瘘、头疮，能破癥，驱散瘿结之气，治疗小腿肿痛、湿痹症，具有使身体轻巧的功效。又叫夕句、乃东。生长于两山之间有流水的高坡土地上。

品名释义

夏枯草为双子叶植物唇形科夏枯草的干燥果穗。夏季果穗呈棕红色时采收，除去杂质，晒干。以色紫褐、穗大者为佳。西藏、云南尚以刚毛夏枯草的花穗及果穗同等入药。

生境分布

夏枯草分布于江苏、安徽、浙江、河南等地。

对症下药

 症状一

肝虚目痛

用夏枯草半两、香附子一两，共研为末。每服一钱，茶汤调下。

 症状二

赤白带下

夏枯草开花时，采来阴干，研为末。每

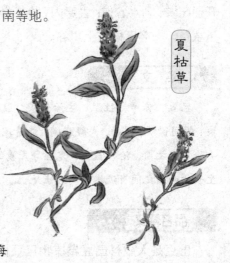

夏枯草

第四卷 下品药材

服二钱，饭前服，米汤送下。

症状三

血崩

用夏枯草研为末，每服一小匙，米汤调下。

症状四

产后血晕，心气欲绝

将夏枯草捣烂，绞汁服一碗。

症状五

打伤、刀伤

把夏枯草放在口中嚼碎后敷在伤处。

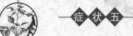

巴豆

别名 巴菽、江子、双眼龙、芒子、八百力

原文

巴豆，味辛，温。主伤寒，温疟寒热；破癥瘕，结聚坚积，留饮痰癖，大腹水胀；荡涤五脏六腑，开通闭塞，利水谷道；去恶内，除鬼毒、蛊疰物邪，杀虫鱼。一名巴椒。生川谷。

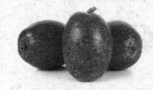

巴豆（果实）外形

译文

巴豆，味辛，性温。主治伤寒、温疟引起的发寒发热，破除气血郁结、积聚肿块、膈间留饮、痰癖、大腹胀满；能清理五脏六腑，疏通体内闭塞，通利水道和谷道，去除腐恶之肉，治疗蛊毒、鬼疰等严重的传染病，具有毒杀虫鱼的功效。又叫巴椒。生长于两山之间有流水的高坡土地上。

品名释义

巴豆是大戟科巴豆属植物巴豆树的干燥成熟果实，其根及叶亦供药用。

巴豆树为常绿乔木，蒴果长圆形至倒卵形，多为栽培植物。

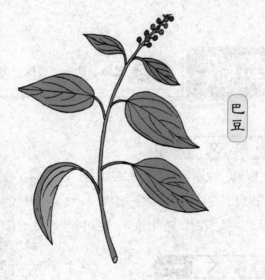

巴豆

生境分布

巴豆树生长于山谷、溪边、旷野，有时亦见于密林中，分布于四川、湖南、湖北、云南、贵州、广西、广东、福建、浙江和江苏等地。

对症下药

症状一

宿食不化，大便闭塞

用巴豆仁一升、清酒五升，同煮三日三夜，研烂，合酒微火煎至能团成丸子，做丸如豌豆大。每服一丸，水送下。想呕吐者服二丸。

症状二

水蛊大腹，皮肤色黑

用巴豆九十枚（去皮、心，炙黄）、杏仁六十枚（去皮、尖，炙黄），共捣丸如小豆大。每服一丸，水送下，以泻为度。

症状三

食疟、积疟

用巴豆（去皮、心）二钱，皂荚（去皮、子）六钱，捣烂和成丸子，如绿豆大。每服一丸，冷汤送下。

症状四

滞泄痢，腹痛里急

用杏仁（去皮、尖）、巴豆（去皮、心）各四十九个，同烧存性，研成泥，溶蜡和成丸，绿豆大。每服二、三丸，煎大黄汤送下。隔日一服。在本方中加百草霜三钱亦可。

蜀椒

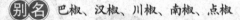

原 文 ....

蜀椒，味辛，温。主邪气咳逆，温中；逐骨节皮肤死肌，寒湿痹痛，下气。久服之，头不白，轻身增年。生川谷。

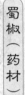
蜀椒（药材）

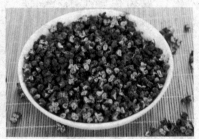

译 文 ....

蜀椒，味辛，性温。主要功效是驱除邪气，治疗咳嗽气逆，能温补内脏，治疗骨节及皮肤麻木不仁的症状，逐除寒湿痹痛，能使气下行。长期服用能使头发不白，身体轻捷，延年益寿。生长于两山之间有流水的高坡土地上。

品名释义 ....

蜀椒因其味麻，又称作麻椒，现在通称花椒，为芸香科植物青椒或花椒的干燥成熟果皮。

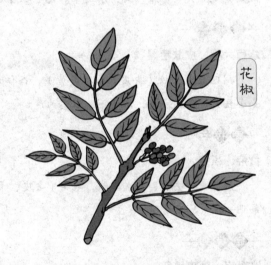
花椒

生境分布 ....

蜀椒野生于路旁、山坡的灌木丛中，或为栽培，主产于河北、山西、陕西、甘肃、河南等地。

对症下药 ....

症状一

眼生黑花，年久不治

用椒目（炒）一两、苍术（炒）一两，共研为末，加醋、糊做成丸子，如梧子大。每服二十九，醋汤送下。

腹内虚冷

用生椒（去掉不开口的颗粒）四十粒，浸浆水中一宿，空心服，水送上。久服暖脏腑，黑发明目。

寒湿脚气

用川椒二三升，装薄布囊中，每天在囊上踏脚。

风虫牙痛

用川椒红末，调水和白面做成丸子，如皂荚子大，烧热咬在患处。一方：花椒四钱、牙皂五十个、醋一碗，煎汁漱口。

痔漏脱肛

每日空心嚼川椒一钱，凉水送下，三五次即收。

皂荚

别名 鸡栖子、皂角、大皂荚、长皂荚、悬刀、长皂角、大皂角

🌿 原文

皂荚，味辛、咸，温。主风痹死肌，邪气风头，泪出；利九窍，杀精物。生川谷。

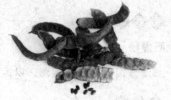

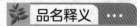

皂荚（果实）外形

译文

皂荚，味辛、咸，性温。主治风湿病症状、肌肉坏死，治疗风邪引起的头痛、流泪不止，能通利九窍，杀灭鬼怪精物。生长于两山之间有流水的高坡土地上。

品名释义

皂荚本品为豆科植物皂荚的成熟果实。皂荚树是豆科皂荚属落叶乔木或小乔木，树干皮灰黑色，浅纵裂，干及枝条常具刺，刺圆锥状多分枝，粗而

硬直。小枝灰绿色，皮孔显著，冬芽常叠生，一回偶数羽状复叶，有互生小叶，小叶长卵形，先端钝圆，基部圆形，稍偏斜，薄革质，缘有细齿，背面中脉两侧及叶柄被白色短柔毛，杂性花，腋生，总状花序，花梗密被茸毛，花萼钟状被茸毛，花黄白色。荚果平直肥厚，不扭曲，熟时黑色。

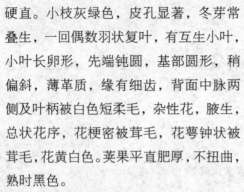
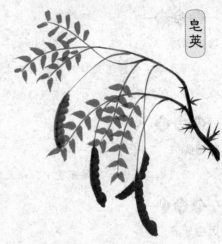

皂荚

生境分布

皂荚多生长于平原、山谷及丘陵地区。性喜光而稍耐荫，喜温暖湿润气候及深厚肥沃适当的湿润土壤，但对土壤要求不严，在石灰质及盐碱甚至黏土或砂土中均能正常生长；分布极广，自中国北部至南部及西南均有分布。

对症下药

腰脚风痛、不能履地

用皂角子一千二百个，洗净，以酥少许熬香，研为末，加蜜做成丸子，如梧子大。每服三十丸，空心服，以蒺藜子、酸仁汤送下。

大肠虚秘

治方同上，服至百丸，以通为度。

下痢不止

用皂角子瓦焙为末，加米糊和成丸子，如梧子大。每服四五十丸，陈茶送下。

肠风下血

用皂角子、槐实各一两，加粘谷糠炒香。去糠，研为末，每服一钱，陈粟为汤送下。

边学边用神农本草经

柳华

原 文

柳华，味苦，寒。主风水，黄疸，面热黑。一名柳絮。叶，主马疥痂疮。实，主溃痈，逐脓血。子汁，疗渴。生川泽。

译 文

柳华，味苦，性寒。主治水肿，黄疸病，面部发黑发热。又叫柳絮。柳叶可以治疗马疥疮痂结。柳实主治疮痈破溃，逐除脓血。柳子汁治疗口渴。生长于河边泽畔的水草丛生处。

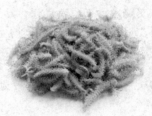

柳华（药材）

品名释义

柳华是杨柳科植物垂柳的花。垂柳属乔木，高 10 ~ 12 米，有长而下垂的细枝，无毛。叶披针形至线状披针形，先端长渐尖，基部楔形，边缘有细锯齿；叶柄有短柔毛。花单性，雌雄异株；菜荑花序先叶开放或与叶同时开放。

生境分布

垂柳耐水湿，也能生长于旱处，分布于长江及黄河流域，其他各地均有栽培。

对症下药

——症 状 一——

吐血、咯血

用柳絮烙过，研为末，米汤送服一钱。

——症 状 二——

刀伤血出

用柳絮包敷即可。

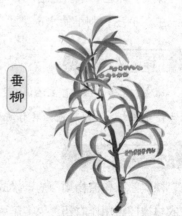

垂柳

第四卷 下品药材

脸上脓疮

用柳絮、腻粉等份，调灯油涂搽。

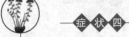

走马牙疳

用柳花（烧存性），加麝香少许涂搽。

大风疠

用杨柳四两，捣成饼，贴壁上，干后取下，泡淘米水中一时，取出焙干，研为末，取二两，加白花蛇、乌蛇各一条（去头尾，酒浸用肉），全蝎、蜈蚣、蟾蜍、雄黄各五钱，苦参、天麻各一两，共研为末，水煎麻黄取汁，与各药同熬，做成丸子，如梧子大，朱砂为衣。每服五十九，温酒送下。一天服三次，以愈为度。

楝实

别名 金铃子、苦楝子、川楝子

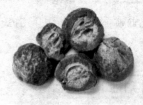

楝实（药材）

原文

楝实，味苦，寒。主温疾，伤寒大热，烦狂；杀三虫，疗疡；利小便水道。生山谷。

译文

楝实，味苦，性寒。主治温病、伤寒、发高烧、心中烦闷、狂躁，可杀灭蛔、赤、蛲三种寄生虫，治疗疡疮，具有通利小便水道的功效。生长于山中的深谷处。

品名释义

楝实为楝科植物川楝的干燥成熟果实。楝树树皮、叶和果实入药，能驱虫，在农村被广泛用作农药。果实还可酿酒，种子榨油可制油漆、润滑油和肥皂。木材供建筑和制作家具。

 生境分布 •••

　　川楝生长于疏林中潮湿处，我国中部和南部各省均有分布。

 对症下药 •••

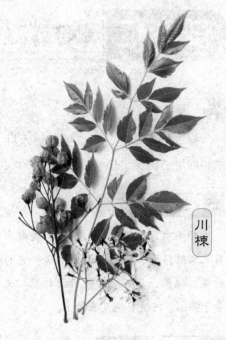

川楝

—症 状 一—

小儿冷疝

　　用金铃子（去核）五钱、吴茱萸二钱半，共研为末，加酒、糊做成丸子，每服二三十丸，盐汤送下。

—症 状 二—

脏毒下血

　　用苦楝子炒黄并研为末，加蜜做成丸子，如梧子大。每服十至二十丸，米汤送下。

—症 状 三—

腹中有虫

　　将楝实放在苦酒中浸一夜，棉裹好，塞入肛门内。一天换二次。

—症 状 四—

小便如膏，排出困难

　　用苦楝子、茴香等份，炒研为末。每服一钱，温酒送下。

—症 状 五—

疝肿痛，阴囊偏坠

　　用楝子肉四十九个，分作七份：一份用小茴香五钱同炒，一份与补骨脂二钱半同炒，一份用黑牵牛二钱半同炒，一份用食盐二钱同炒，一份用萝卜子二钱半同炒，一份用巴豆十四个同炒，一份用斑蝥十四个（去头足）同炒。炒后，分别拣去萝卜子、巴豆、斑蝥三味，另加入青木香五钱，南木香、官桂各二钱半，各药共研为末，酒煮面糊成丸子，如梧子大。每服三十丸，饭前服，盐汤送下。一天服三次。

第四卷 下品药材

郁李仁

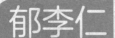
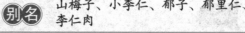

原文

郁李仁，味酸，平。主大腹水肿，面目、四肢浮肿，利小便水道。根，主齿龈肿、龋齿，坚齿。一名爵李。生高山、峡谷及丘陵上。

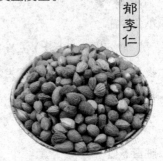

郁李仁

译文

郁李仁，味酸，性平。主治腹部水肿胀满，面目及四肢浮肿，能通利小便水道。它的根主治牙龈肿痛、龋齿，具有坚固牙齿的作用。又叫爵李。生长于高山、河流谷地及丘陵上。

品名释义

郁李仁为蔷薇科植物欧李的种仁。夏、秋季采收成熟果实，除去果肉及核壳，取出种子，干燥。

生境分布

欧李生长于荒山坡或沙丘边，分布于黑龙江、吉林、辽宁、内蒙古、河北、山东等地。

对症下药

小儿惊痰实，二便不通

用大黄（酒浸后炒过）、郁李仁（去皮，研为末）各一钱，滑石末一两，一起捣和成丸子，如黍米大。二岁小儿服三丸，其他年龄儿童根据情况加减，开水送下。

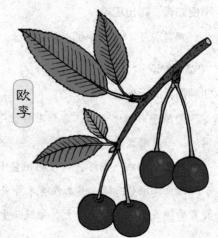

欧李

肿满气急，睡卧不得

用郁李仁一合，捣成末，和面做饼吃，吃下即可通便，气泄出后即愈。

心腹胀满，二便不通，气急喘息，脚气浮肿

用郁李仁十二分，捣烂，水磨取汁，薏苡仁三合，捣如粟大。一同煮粥吃下。

皮肤血汗

用郁李仁（去皮，研细）一钱，鹅梨捣汁调下。

莽草

别名 芒草、鼠莽

原文

莽草，味辛，温。主风头，痈肿，乳痈，疝瘕；除结气，疥瘙；杀虫鱼。生山谷。

译文

莽草，味辛，性温。主治风邪头痛、痈肿、乳房肿胀、疝瘕，祛除郁结的邪气，治疗疥疮瘙痒，能毒杀虫鱼。生长于山中的深谷处。

品名释义

莽草为八角科八角茴香属植物狭叶茴香的叶。莽草是常绿灌木或小乔木，枝、叶、根、果均有毒，叶和果实均含芳香油，种子有剧毒。

生境分布

莽草生长于沿河两岸，阴湿沟谷两旁的混交林或疏林中，分布于江苏南部、安徽、湖北、湖南、浙江、江西、福建、贵州等地。

对症下药

—— 症 状 一 ——

贼风肿痹

用莽草一斤，乌头、附子、踯躅各二两，切细，以水和醋泡一夜。取出，和猪油一斤同煎，去渣，手蘸药汁摩病处几百次，可愈。此法亦治癣疥杂疮。耳鼻疾，可以用棉裹药汁塞住。

—— 症 状 二 ——

小儿风痫

用莽草、雷丸各一鸡子黄大，和猪油一斤同煎，去渣，手蘸药汁摩病处几百次，可愈。此法亦治癣疥杂疮。耳鼻有疾，可以用棉裹药汁塞住。

—— 症 状 三 ——

头风久痛

用莽草煎汤洗头。勿令药汁入目。

—— 症 状 四 ——

瘰疬结核

用莽草一两，研为末，加鸡蛋白调匀，涂布上贴疮。一天换药二次。

—— 症 状 五 ——

乳肿不消

用莽草、小豆，等份为末，加苦酒和匀，敷患处。

狭叶茴香

雷丸

别名 竹苓、雷实、竹铃芝

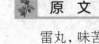

原文

雷丸，味苦，寒。主杀三虫，逐毒气、胃中热；利丈夫，不利女子；作摩膏，

边学边用神农本草经

除小儿百病。生山谷土中。

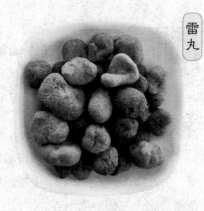

雷丸

译 文

雷丸，味苦，性寒。主要功效是杀灭蛔、赤、蛲等各种寄生虫，驱逐恶毒邪气，消散胃中热邪；有利于男子，不利于女子；制作成摩膏使用，能治疗小儿百病。生长于山中的深谷处。

品名释义

本品为多孔菌科多孔属真菌雷丸的干燥菌核。秋季采挖，洗净，晒干。外形为类球形或不规则团块，直径为 1 ~ 2 厘米。表面呈黑褐色或灰褐色，有略隆起的网状细纹。质坚实，不易破裂。断面不平坦，呈白色或浅灰黄色，似粉状或颗粒状，常有黄棕色大理石样纹理。无臭，味微苦，嚼之有颗粒感，微带黏性，久嚼无渣。断面色褐呈角质样者，不可供药用。

生境分布

雷丸分布于甘肃、四川、云南、贵州等地，其中以甘肃出产的雷丸质量最佳。

对症下药

—— 症 状 一 ——

感染寸白虫

用雷丸，水浸，去皮，切细，焙为末。五更时，吃炙肉少许，随即以稀粥送服药末一匙，上半月服药，效果较好。

—— 症 状 二 ——

小儿出汗，有热

用雷丸四两，研为末，加粉半斤，拌匀扑身上。

第四卷 下品药材

291

桐叶

 别名 白桐叶、泡桐叶

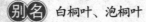

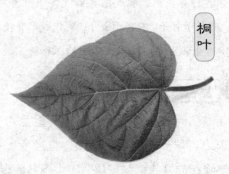

桐叶

原 文

桐叶，味苦，寒。主恶蚀疮著阴。皮，主五痔，杀三虫。花，主敷猪疮。饲猪，肥大三倍。生山谷。

译 文

桐叶，味苦，性寒。主治恶性疮疡，阴蚀疮。皮，主治各种类型的痔疮，能杀灭蛔、赤、蛲等寄生虫。花，外敷可治疗猪疮，喂养猪可使它肥壮三倍。生长于山中的深谷处。

品名释义

桐叶为玄参科植物泡桐或毛泡桐的叶。泡桐树皮为灰色、灰褐色或灰黑色，幼时表面光滑，老时会产生纵裂。假二叉分枝。单叶，对生，叶大，卵形，具长柄，柄上有茸毛。花大而数量众多，呈淡紫色或白色，朵朵簇拥，灿烂而美丽。蒴果呈卵形或椭圆形，熟后背缝开裂。种子小而轻，两侧具有带条纹的翅。

生境分布

泡桐喜光，较耐阴，耐寒性不强，可在黏重而瘠薄的土壤中生存，在平原、岗地、丘陵、山区栽植，均能生长良好。泡桐原产于中国，分布范围很广，北起辽宁南部、北京、延安一线，南至广东、广西，东起台湾地区，西至云南、贵州、四川都有分布。

对症下药

 症 状 一

手足浮肿

用桐叶煮汁浸泡，同时饮汁少许。汁中加赤小豆更好。

痈疽发背

将桐叶在醋中蒸过贴患处。退热止痛，逐渐
生肉收口。

头发脱落

用桐叶一把、麻子仁三升，加淘米水煮开五、
六次，去渣，每日洗头部，则发渐长。

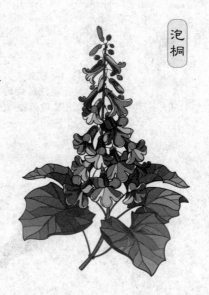

泡桐

石南

别名 风药、栾茶

原文

石南，味辛，平。主养肾气、内伤阴衰，利筋骨皮毛。实，杀蛊毒，破积聚，
逐风痹。一名鬼目。生山谷。

译文

石南，味辛，性平。能补养肾气，治疗内
脏劳伤、阴精衰竭，有利于强健筋骨皮毛。果
实，能杀蛊毒，破除积聚，逐除风痹。又叫鬼目。
生长于山中的深谷处。

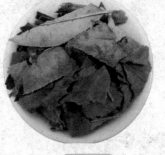

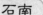

石南

品名释义

石南为蔷薇科石楠属植物石楠的叶或带叶嫩枝。石楠为常绿灌木或小乔
木，枝细长，横卧地面。叶子肉质，有光泽。开白色或米色花。果实球形，
为红色，后成褐紫色，内含1粒种子。种子呈卵形，棕色。可入药的部位是叶子。
全年均可采，但夏、秋两季采收的叶子质量更好，采后晒干即可。

石楠

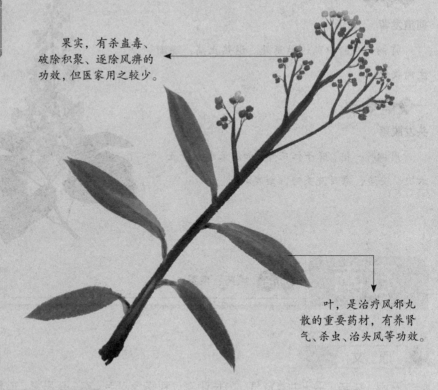

果实，有杀蛊毒、破除积聚、逐除风痹的功效，但医家用之较少。

叶，是治疗风邪丸散的重要药材，有养肾气、杀虫、治头风等功效。

生境分布 ···

　　石楠适宜生长在温暖、湿润的气候区，喜光，稍耐荫，深根性，对土壤要求不严，但最适宜生长在肥沃、湿润、排水良好、微酸性的砂质土壤中。分布于长江流域及秦岭以南地区，华北地区有少量栽培。

对症下药 ···

── 症状 一 ──

鼠瘘

　　用石南、生地黄、茯苓、黄柏、雌黄等份为末，每天敷患处两次。

── 症状 二 ──

小儿通睛

　　用石南一两、藜芦三分、瓜丁五至七个，共研为末。每次吹少许入鼻中，一天三次。

松萝

别名 松落、树挂、老君须

原文

松萝，味苦，平。主瞋怒，邪气，止虚汗，头风，女子阴寒肿痛。一名女萝。生山谷。

译文

松萝，味苦，性平。主治脾气暴躁，能驱除邪气、止虚汗，治疗头风和女子阴寒肿痛。又叫女萝。生长于山中的深谷处。

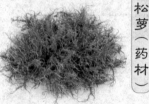

松萝（药材）

品名释义

以松萝科松萝属植物节松萝（女萝、接筋草）或长松萝（蜈蚣松萝、天蓬草）的地衣体（叶状体）入药，便是中药中的松萝。全年可采，去杂质，晒干备用。

生境分布

松萝生长于深山的老树枝干或高山岩石上，分布于黑龙江、吉林、内蒙古、陕西、甘肃、浙江、福建、四川、云南和西藏等地。

对症下药

症状一

胸中多痰，头痛不欲食

用杜衡三两、松萝三两、瓜蒂三十枚，以酒一升二合，渍再宿，去滓，每次温服五合。

症状二

痰实疟，发歇不止

取松萝半两、恒山半两（锉）、阿魏一分、蜀漆一分、大青一分、朱砂三分（细研）、麝香一分（细研），均研为末，取端午日粽子尖和为丸，如梧桐子大。如发时，以温醋汤送下五丸。

蔓椒

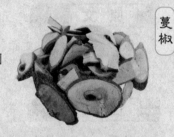

蔓椒

原文

　　蔓椒，味苦，温。主风寒湿痹，历节疼，除四肢厥气，膝痛。一名豕椒。生川谷及丘冢间。

译文

　　蔓椒，味苦，性温。主治风寒湿痹、全身关节疼痛，治疗四肢厥冷、膝部疼痛。又叫豕椒。生长于两山之间有流水的高坡土地上或土丘、坟墓之间。

两面针

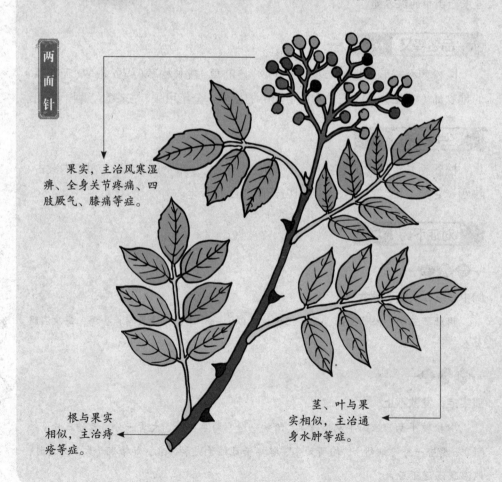

果实，主治风寒湿痹、全身关节疼痛、四肢厥气、膝痛等症。

根与果实相似，主治痔疮等症。

茎、叶与果实相似，主治通身水肿等症。

品名释义

蔓椒为芸香科花椒属植物两面针的根。全年均可采挖，洗净，切片或段，晒干。两面针为木质藤本植物，茎、枝、叶轴下面和小叶中脉两面均着生钩状皮刺。单数羽状复叶，小叶对生，革质，卵形至卵状矩圆形，无毛，上面稍有光泽，伞房状圆锥花序，腋生；萼片宽卵形。蓇葖果成熟时紫红色，有粗大腺点，顶端正具短喙。叶和果皮可提炼芳香油，种子油供制肥皂用，根、茎、叶入药。

生境分布

两面针生长于低海拔的山地、丘陵、平地的疏林以及有刺灌丛中，分布于广东、广西、福建、湖南、云南等地。

对症下药

─ 症 状 一 ─

痔疮

取根烧末服，并煮汁浸之。

─ 症 状 二 ─

通身水肿

用枝叶煎汁，熬如饧状，每空心服一匙，日三服。

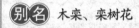 栾华 **别名** 木栾、栾树花

原 文

栾华，味苦，寒。主目痛泪出伤眦，消目肿。生川谷。

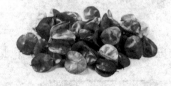

栾华（药材）

译 文

栾华，味苦，性寒。主治眼睛疼痛流泪、眼角受伤，能消除眼部肿痛。生长于

两山之间有流水的高坡土地上。

🌿 品名释义 ····

栾华为无患子科栾树属植物栾树的花。栾树是落叶灌木或乔木，栾华圆锥花序顶生，淡黄色，中心紫色；萼片有小睫毛，花瓣被疏长毛，雄蕊花丝被疏长毛，雌蕊花盘有波状齿。

生境分布 ····

栾树生长于杂木林或灌木林中，分布于黑龙江、吉林、辽宁、河北、河南、山东、江苏、浙江、安徽、福建、四川、陕西、甘肃、山西等地。

🌿 对症下药 ····

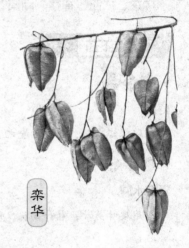

栾华

———— 症 状 一 ————

目痛泪出伤眦，目肿

栾华煎汤内服。

———— 症 状 二 ————

目赤烂

合黄连共煎，煎汤内服。

大豆黄卷

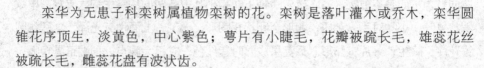

别名 大豆蘖、大豆卷、卷蘖

🌿 原 文 ····

大豆黄卷，味甘，平。主湿痹，筋挛，膝痛。生大豆，涂痈肿；煮汁饮，杀鬼毒，止痛。赤小豆，主下水，排痈肿脓血。生平泽。

🌿 译 文 ····

大豆黄卷，味甘，性平。主治湿痹，筋脉挛急，膝部疼痛。生大豆，捣烂外敷能治疗痈肿；煮汁饮服，能解除鬼毒、消除疼痛。赤小豆，主要功效是利下水湿，排除痈肿脓血。

边学边用神农本草经

生长于平原的水草丛生处。

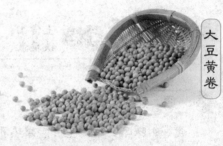

大豆黄卷

品名释义

　　大豆黄卷为豆科大豆属植物大豆
的种子发芽后晒干而成。通常在 10
月间种子成熟后采收。选择肥壮饱满
的黑大豆洗净，于冷水中泡涨后，用湿布盖好，或放入麻袋、蒲包中，置于温
暖处，经常翻动和洒少量的水，促其发芽。待芽长约 1 厘米时，用清水洗净晒
干。取大豆黄卷置锅内，加入用淡竹叶、灯心草煎成之药汁共煮，至药汁吸尽
后，取出晒干（每大豆黄卷 100 斤，用淡竹叶 20 两，灯心草 10 两）而成。

生境分布

　　大豆主要为栽培而成，全国各地广泛分布。

对症下药

症 状 一

水病，通身肿满，喘急，大小便涩

　　大豆黄卷（醋拌炒干），大黄（微煨去皮）各一两。捣罗为散。每服二钱匕，
临卧时，煎葱、橘皮汤调下，平明以利大肠为度。

症 状 二

头风，湿痹，筋挛膝痛，胃中积热，大便结涩

　　大豆黄卷（炒）一升，酥半两，为末。食
前温水服一匙，日二服。

症 状 三

周痹注，五脏留滞，胃中结聚

　　大豆黄卷一斤，炒香熟，为末。每服半钱，
温酒调下，空心，加至一钱，日三服。

症 状 四

小儿撮口及发噤

　　以初生时豆芽，烂研，以乳汁调与儿吃，或生研绞取汁，少许与服亦得。

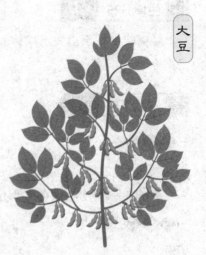

大豆

第四卷　下品药材

腐婢

别名 土常山、臭娘子、臭常山、凉粉叶、铁箍散、六月冻

原 文

腐婢，味辛，平。主痎疟寒热邪气，泄痢，阴不起，病酒头痛。

译 文

腐婢，味辛，性平。主治疟疾引起的身体作寒发热，祛除疟邪之气，并可治疗泄痢、阳痿、饮酒导致的头痛。

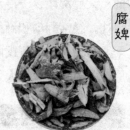

腐婢

品名释义

腐婢为马鞭草科植物豆腐柴的茎、叶。豆腐柴是直立灌木，幼枝有柔毛，老枝渐无毛。单叶对生，叶片卵状披针形、倒卵形、椭圆形或卵形，有臭味，基部渐狭，全缘或具不规则粗齿，先端急尖至长渐尖，无毛或有短柔毛。聚伞花序组成塔形的圆锥花序，顶生；花萼杯状，绿色或有时带紫色，密被毛至几无毛，边缘常有睫毛状浅裂；花冠淡黄呈二唇形，裂片4，外被柔毛和腺点，内面具柔毛，尤以喉部较密；雄蕊着生于花冠管上。核果球形至倒卵形，紫色。

生境分布

豆腐柴生长于山坡上的林间以及树林边缘，分布于华东、中南及四川、贵州等地。

对症下药

疟

腐婢叶三至五钱。开水冲泡，于疟发前二小时预服。

痢疾

腐婢茎叶（或根）五钱，海金沙藤五钱。水煎，去渣，用白糖或红糖调服。

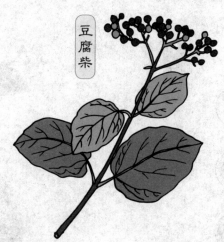

豆腐柴

肝火头痛，烫伤

腐婢茎、叶七钱，车前草五钱。水煎服。

肿毒

腐婢叶晒干，研末，黄醋调敷。

丹毒

腐婢叶四至五两。水煎，待温，洗患处。洗时须避免当风。

苦瓠

别名 苦匏、苦壶卢

原文

苦瓠，味苦，寒。主大水，面目、四肢浮肿，下水，令人吐。生平泽。

译文

苦瓠，味苦，性寒。主治严重的水邪，面目四肢浮肿，具有使水流下、催吐的功效。生长于河边沼泽的水草丛生处。

品名释义

苦瓠为葫芦科葫芦属植物小葫芦的果实。果实初时被柔毛，淡绿色，熟后外壳变硬，光滑，呈白色或黄色，上下有两个不等的果室，上室较下室为小，中间细缩如腰。种子白色，扁平，倒卵状长椭圆形。其茎、叶、花、种子、陈年果皮均可入药。

生境分布

小葫芦生长于河边沼泽的水草丛生处，全国大部分地区均有分布。

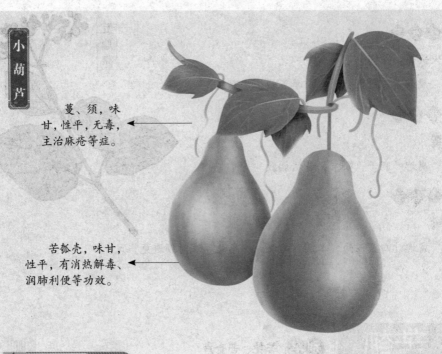

小葫芦

蔓、须，味甘，性平，无毒，主治麻疹等症。

苦瓠壳，味甘，性平，有消热解毒、润肺利便等功效。

对症下药 ....

黄疸肿满

用苦瓠瓤如枣大小，泡童便中一时，取出两小团塞鼻孔中，深吸气。有黄水排出，几次后即愈。又方：用瓠瓤熬黄为末，每服半钱，一天服一次，十天病愈。

水肿，头面肿大

用好苦瓠白瓤，分捻如豆粒，以面裹住煮开。空心服七枚，当有水排出，人转瘦好愈。二年内忌咸物。又方：用苦瓠瓤一两，微炒，研末。每天服一钱，稀饭送下。

小便不通

用苦瓠子三十枚（炒）、蝼蛄三个（焙），共研为末。每服一钱，冷水送下。

风痰头痛

取苦瓠膜汁，以苇管灌入鼻中，有气上冲脑门，不久恶涎流下，病即愈。如在治疗过程中出现头晕现象，不用疑忌。用干苦瓠膜浸汁，或用苦瓠子研末，入鼻中亦有效。

虾蟆

别名 蛤、蛤蟆

原文

虾蟆，味辛，寒。主邪气，破癥坚血，痈肿阴疮。服之不患热病。生池泽。

译文

虾蟆，味辛，性寒。主要作用是驱逐邪气，破除瘀血肿块，治疗痈肿、阴蚀疮。服食虾蟆可不患急性热病。生活在水塘、沼泽之中。

品名释义

虾蟆为蛙科蛙属动物泽蛙的全体。本动物的幼体、皮、肝、胆汁及脑髓亦可供药用。

生境分布

泽蛙主要生活在田野、池沼附近的山区，分布于江苏、浙江、安徽、福建、江西、山东、河南、湖北、湖南、广东、广西、海南、四川、贵州、云南、西藏、陕西、甘肃等地。

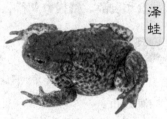

泽蛙

对症下药

— 症 状 一 —

瘰疬溃烂

黑色虾蟆一枚。去肠，焙研，油调敷之。忌铁器。

— 症 状 二 —

小儿疳积

干虾蟆一枚烧为灰，蛇蜕皮一分炒令黄，蝉蜕一分。

上为末，入麝香末半钱研匀。至午时后，以暖水调半钱，一二岁儿即服一钱。

— 症 状 三 —

小儿洞泄下痢

烧虾蟆末，饮调方寸匕服。

第四卷 下品药材

阴蚀疮

绿豆粉、虾蟆灰各二钱半，胭脂胚一钱二分。为细末，干掺。

蟹

 别名 螃蟹、郭索

原 文 ····

蟹，味咸，寒。主胸中邪气热结痛，㖞僻面肿，败漆。烧之致鼠。生池泽。

译 文 ····

蟹，味咸，性寒。主治胸中邪气郁结作痛，嘴歪眼斜，颜面肿痛，败除漆毒，用火烧可使老鼠聚集。生活在大海、湖泊之中。

品名释义 ····

蟹属于节肢动物中的甲壳类。全身有甲壳，头胸甲发达，腹部退化，俗称"脐"，雄的尖脐，雌的团脐。有脚五对，第一对脚呈钳状，叫螯，用来捕食和御敌。蟹横着爬行，种类很多，有河蟹、梭子蟹等。

生境分布 ····

蟹生活在大海、湖泊之内，海南、广西、广东、福建、浙江等沿海水域均有分布。

对症下药 ····

骨折离脱

生蟹捣烂，以热酒倾入，连饮数碗，其渣涂之，半日内，骨内谷谷有声即好；干蟹烧灰，酒服亦好。

跌打骨折筋断

螃蟹，焙干研末，每次三至四钱，酒送服。

耳聋

生螃蟹一枚，捣烂绞取汁，点耳中。

蟹

湿热黄疸

蟹（烧存性）研末，酒糊丸如梧桐子大。每服五十丸，白汤下，日服二次。

疥癣

螃蟹焙干研末，调猪脂敷患处。

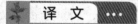

蛇蜕

别名 蛇皮、蛇退、龙衣、蛇壳

原文 …

蛇蜕，味咸，平。主小儿百二十种惊痫瘛疭，癫疾，寒热，肠痔；虫毒，蛇痫。火熬之良。一名龙子衣，一名蛇符，一名龙子单衣，一名弓皮。生川谷及田野。

译文 …

蛇蜕，味咸，性平。主治小儿惊痫、瘛疭、癫疾，身体作寒发热，肠内生痔；能解除虫毒，治疗蛇痫。用火熬制过的疗效好。又叫龙子衣、蛇符、龙子单衣、弓皮。生长于两山之间有流水的高坡土地上及田野之上。

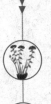

蛇蜕

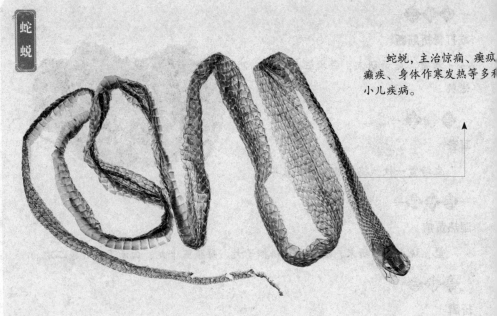

蛇蜕，主治惊痫、瘛疭、癫疾、身体作寒发热等多种小儿疾病。

品名释义 ····

蛇蜕为少儿常用中药。蛇蜕的原动物极多，凡银白色或淡棕色者均可入药。目前，中医药市场上多是乌风蛇、黑眉锦蛇及锦蛇的蜕皮。

生境分布 ····

蛇喜生活在川谷及田野之内，分布于安徽、江苏、浙江、福建、广东、江西、湖北、四川、云南等地。

对症下药 ····

喉痹肿痛

用蛇蜕烧研为末，乳汁送服一钱。

缠喉风疾，呼吸困难

用蛇蜕（炙）、当归，等份为末。温酒送服一钱，得吐即为有效。又方：将蛇蜕揉碎烧出烟，由竹筒吸放喉内。又方：用蛇蜕裹白梅一枚噙咽。

症状三

小儿重舌

用蛇蜕研末，调醋敷涂。

症状四

小儿口紧

蛇蜕烧灰敷口内（先将口洗净）。

症状五

小儿头面生疮

蛇蜕烧灰，调猪油敷涂。

猬皮

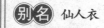 仙人衣

 刺猬

原文

猬皮，味苦，平。主五痔，阴蚀，下血赤白五色，血汁不止；阴肿痛引腰背，酒煮杀之。生川谷、田野。

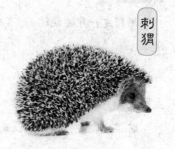

译文

猬皮，味苦，性平。主治各种痔疮，阴蚀疮，阴部出血，赤白带下，颜色交错混杂，并且血流不止，阴部肿痛并牵引腰背，用酒煮后使用。生长于两山之间有流水的高坡土地上及田野之上。

品名释义

猬皮为猬科普通刺猬属动物刺猬及刺猬属动物、达乌尔猬、大耳猬的皮。原动物有两种，因头部已割除，故生药外形甚难区别。刺猬别名刺球子、毛刺、刺鱼、猬鼠等，是脊椎动物门哺乳纲食虫目刺猬科生物。

生境分布

刺猬栖息于山地森林、平原草地、杂草丛或丘陵地等环境，在长江流域及北方地区分布很广。

 对症下药

——症状一——

痔疮下血

用猬皮、穿山甲等份（烧存性），加肉豆蔻一半，每服一钱，空心服，热米汤送下。

——症状二——

肠风下血

用猬皮一块，锅内烤焦，去皮留刺，加木贼半两（炒黑），共研为末。每服二钱，热酒调下。

——症状三——

大肠脱肛

用猬皮一斤（烧过），磁石（煅）、桂心各五钱，共研为末。每服二钱，米汤送下。

——症状四——

反胃吐食

将猬皮烧灰，酒送服；或煮汁服；或以五味腌猬皮，炙服。

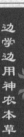